最新'20-'21年版

ひとりで勉強できる

医療事務・練習ノート

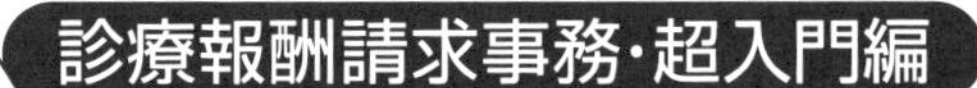

診療報酬請求事務・超入門編

NEW MEDICAL MANAGEMENT

医療コンサルタント
日本医療報酬調査会 水口錠二 Joji Mizuguchi

初級者向け

まえがき

2020年度診療報酬改定対応版！
本書の活用法について

医療業界は様々な問題を抱えていますが、その一つとして診療報酬制度が挙げられます。診療報酬は２年に１回改定が行なわれますが、昨今の傾向としてほとんどの改定が引き下げになっています。こうした影響から医療機関の経営は年々厳しさを増しており、安定的な運営を行ない、継続的に地域医療に貢献していくためには従来の医療的発想だけでは難しい時代になりつつあります。

今後の医療機関の運営を考える上で、企業的発想を取り入れながらも医療法の基本的概念を守りつつ、活用していくような手法を取り入れていく必要があるのかもしれません。

こうした厳しい医療環境の中においては、医療事務員の役割は極めて高く、質の高い医療事務員はどの医療機関でも切望されています。今後、更に医療を取り巻く環境が厳しくなっていくことはほぼ間違いないと思いますが、質の高い医療事務員の必要性は更に高まっていくことでしょう。

本書では、このような背景を踏まえて、質の高い医療事務員になる上で必要な情報を掲載するように努めました。

診療報酬の算定についての解説はもちろん、実務においてどのような点が重要で、どのような知識を持ち合わせておかないといけないのかについても解説しました。特に、初学者の方がご自宅で学習できるようにという点に配慮して、内容を組み立ててみました。ポイントは次のようになります。

【本書の特徴】

●頻度の高い診療行為をリストアップ
●初学者がまず理解しておきたい項目を抜粋
●診療点数だけではなく、通則や通知を記載
●届け出が必要な診療行為の施設基準は代表的なものを掲載
●点数解説だけではなく、点数設定されている意味も解説
●実務で必要な病名と診療行為について掲載

●レセプト区分の順番で解説

以上のようなコンセプトで解説しました。

本書の流れは次のようになります。

①各診療行為の概略解説
②代表的な診療点数一覧
③代表的な診療行為解説
④通則、通知の記載
⑤練習問題
⑥練習問題解答

学習方法としては、**まず概略を理解した上で点数算定を学び、算定における注意点を通則や通知、施設基準を確認する**流れになります。さらに各レセプト区分の練習問題を解き、習得度を高めてください。また、第５章では総復習としてカルテから診療報酬明細書を作成する練習問題を掲載しています。**診療録＝カルテに記載されている内容から診療報酬に関係する記載を正確に読み取る練習**に活用していただければと思います。

本書だけで、全ての診療報酬を網羅することはできませんが、初学者の方にまずはご理解いただきたい内容を抜粋しました。診療行為は外来・入院・在宅等の診療に分類することもできますが、本書では**外来にスポットをあてています**。更に外来の全診療区分ではなく、一般的な診療科において頻度の高い診療行為に重点を置き、初学者の方にまず理解していただきたい項目として、**医療保険制度、基本診療料、医学管理等、投薬料、注射料、検査料、画像診断**を取り上げ解説しています。

冒頭にも述べた通り、今後益々重要性が増すであろう質の高い事務職員になっていただく上での第一歩として本書がお役に立てれば幸いです。本書で診療報酬制度に興味を持っていただき、更に広範囲でより詳細な学習を進めていただきたいと思います。

末筆ではありますが、本書の発行に当たりご協力いただきました医療関係者、教育関係者、出版社の方々に深くお礼申し上げます。

水口錠二

ひとりで勉強できる

医療事務・練習ノート●もくじ

第3章　特掲診療料の算定について見ていこう！〈医学管理等・投薬・注射〉

第4章　特掲診療料の算定について見ていこう！〈検査・生体検査・画像診断〉

巻末練習問題　挑戦！　カルテを見て診療報酬請求書（レセプト）を作成してみよう！

第１章

ゼロからわかる
診療報酬請求事務・入門講座

Q1 そもそも保険診療って何？

病院、診療所、歯科医院、調剤薬局などで行なわれる行為の単価はすべて厚生労働省が決めており、全国統一単価となっています。これを診療報酬や調剤報酬と呼んでいますが、医療従事者によって行なわれた診療行為をこの制度に基づいて算定していくのが医療事務の仕事になります。

皆さんが医療機関等を受診される際には保険証を提示されると思いますが、この保険証を使用した医療行為を保険診療と呼んでいます。この保険診療とは、保険医として登録された医師が診療を担当し、保険診療を行なう施設を保険医療機関といいます。

この保険医や保険医療機関の指定を二重指定制度と呼んでいますが、この指定を受けるためには、厚生労働省等が定めた診療方針に従うことになります。このような内容を定めたものとして、保険医療機関及び保険医療養担当規則があります。診療を行なうためには、療養担当規則以外にも医療法や医師法、健康保険法など多くの法律を遵守することが必要です。

Q2 医療保険制度って何？

昭和36年に国民皆保険制度が実施されて以降、日本国民は何かしらの公的医療保険に加入することが義務付けられています。単独の保険で医療給付の対象となる保険証を主保険と呼びますが、事業所で勤務している方を対象にしている社会保険、自営業者や無職の方が加入する国民健康保険、高齢者が加入する後期高齢者医療制度などがあります。

詳細は後ほど見ていきますが、これ以外にも公的な費用で医療費の一部または全額が支給される公費負担医療等もあります。ちなみに各保険の根拠法は、社会保険の場合、健康保険法、国民健康保険の場合、国民健康保険法、後期高齢者医療制度の場合、高齢者の医療の確保に関する法律となります。

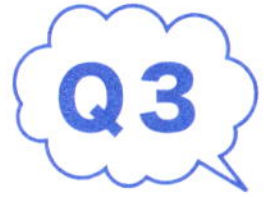

診療報酬の単価とは何か？

診療報酬は点数（単価）方式が採用されています。例えば、初診料288点、心電図検査130点、採血料（静脈）35点などと定められています。通常の場合、点数は１点10円になります。初診料は現在の制度では288点になりますので、金額に換算すると2880円となります。皆さんはこの金額の一部（多くは30%）を窓口で負担することになります。

【算定例】

初診料	288点
心電図検査	130点
投薬料	500点
合計	918点
金額換算	9180円
一部負担金（3割負担の場合）	2750円（一の位は4捨5入）
保険請求分	6426円

上記のように計算していきますが、一部負担金とは皆さんが窓口でお支払いになる金額のことです。診療を担当した医療機関としては、この時点では診療費の30%しか入金されていませんので、残りの70%（上記例では6426円）を保険証を発行している団体に請求します。このようなシステムを保険請求制度といいます。このシステムはとても重要なので、後ほど詳しく解説します。

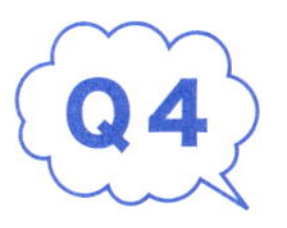

診療報酬改定は何年に１回行なわれるの？

これまでに解説してきた診療報酬制度は原則として２年に１回改定されることになっています。例外として、2019年のように消費税が引き上げられたため臨時的に改定が行なわれる場合もあります。ちなみに介護保険の単価は３年に１回改定されることになっており、６年に１回は医療・介護の同時改定になります。

近い改定は2020年４月に医療にまつわる診療報酬が改定されました。

この改定に当たる年度の医療機関はかなり大変な時期になります。改定は４月に行なわれますが、具体的な内容が出てくるのが改定年度の２月頃になり、この時期から改定が医療機関の運営に与える影響などを精査し、対応策を検討していくことになります。

診療報酬の請求を行なう事務職員も医師会などが行なう改定説明会などに参加し、正しく算定できるように準備を整える必要があります。では、この改定がどのように行なわれるのか確認していきましょう。

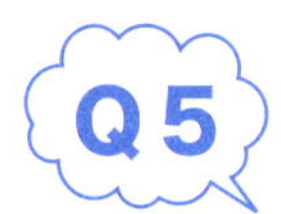

医療の値段はどう決まるの？診療報酬単価の決め方は？

診療報酬の改定は、まず財務省と厚生労働省の協議から始まります。厚生労働省では、様々な委員会や部会等により、前回の改定が医療機関に与えた影響や、医療機関の現状、更には改善点などを集約しています。

このようなデータを基に診療報酬を引き上げるのか引き下げるのかを検討し、来年度予算編成の中で、財務大臣と厚生労働大臣が折衝することになります。

ほとんどの場合は、引き上げの要請になりますが、財務省としては、国の財務状況等から判断し、改定率の交渉に当たります。このような形で協議が行なわれた結果、改定率が決定されます。

ちなみに2020年の改定率は－0.46％（診療報酬本体＋0.55％（医科＋0.53％、歯科＋0.59%、調剤＋0.16%）、薬価・材料－1.01%）となりました。

2020年の改定スケジュールは、次頁のようになります。

◉診療報酬改定で大切な役割をする中医協

上記改定率を金額に換算すると、年間で500億円の削減になります。厚生労働省から出ている改定スケジュールを見ると中央社会保険医療協議会（中医協）という組織が出ています。診療報酬改定にあたり、この中医協の役割は極めて大きく、大臣折衝で決定された改定率の中身をどのようにするかを担っています。中医協は次のように定められ、委員についても定められています。

「中央社会保険医療協議会とは、日本の健康保険制度や診療報酬の改定などにつ

次期診療報酬改定に向けた主な検討スケジュール（案）

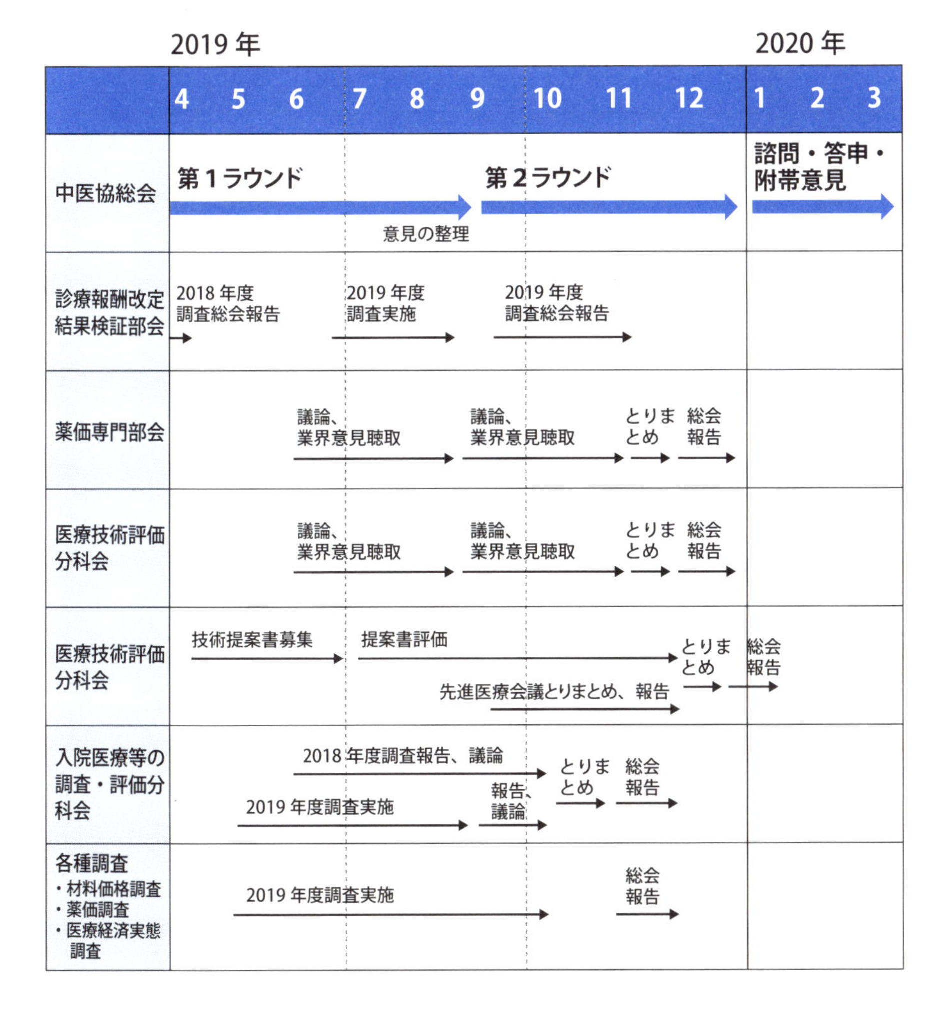

令和２（2020 年）年度診療報酬改定のスケジュール（案）

令和元年

社会保障審議会
（医療保険部会、医療部会）

秋以降／令和２年度診療報酬改定の基本方針の議論
12月頃／令和２年度診療報酬改定の基本方針の策定

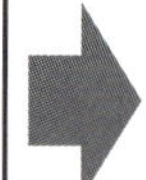

中央社会保険医療協議会

１月以降／入院医療、外来医療、在宅医療等のあり方について議論

平成30改定の検証結果も含め、個別項目について集中的に議論

11月／頃医療経済実態調査の結果報告

内　閣

12月中下旬／予算編成過程で、診療報酬の改定率を決定

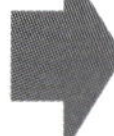

12月頃／薬価調査・材料価格調査の結果報告

令和２年

厚生労働大臣

１月頃／
中医協に対し、
・予算編成過程を通じて内閣が決定した「改定率」
・社会保障審議会で策定された「基本方針」
に基づき改定案の調査・審議を行うよう諮問

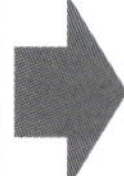

１月以降／厚生労働大臣の諮問を受け、具体的な診療報酬点数の設定に係る調査・審議
（公聴会、パブリックコメントの実施）

２月上旬頃／厚生労働大臣に対し、改定案を答申

厚生労働大臣

3月上旬／頃診療報酬改定に係る告示･通知の発出

令和２年４月１日施行

●出典：令和元年9月27日　第119回社会保障審議会医療保険部会　資料1－1

いて審議する厚生労働相の諮問機関。根拠法は、厚生労働省設置法（平成11年法律第97号）第６条第２項及び社会保険医療協議会法（昭和25年法律第47号）第１条第１項の規定により、厚生労働省に設置される（国家行政組織法上の区分は「審議会等」）。

中医協は委員20人にて組織される（第３条１項）。その内訳は以下のとおり。

・健康保険、船員保険及び国民健康保険の保険者並びに被保険者、事業主及び船舶所有者を代表する委員　７人
・医師、歯科医師及び薬剤師を代表する委員　７人
・公益を代表する委員　６人

委員及び専門委員は、厚生労働大臣が非常勤の身分として任命。委員の任期は２年。１年ごとに、その半数が任命（委員に欠員を生じたとき新たに任命された委員の任期は、前任者の残任期間となる）。」

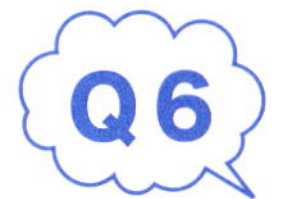

医療保険制度のしくみはどうなっているのか？

「Q3の診療報酬の単価」でも少し触れましたが、保険医療機関は、皆さんが窓口で支払われる一部負担金以外の診療費をレセプト（診療報酬明細書）という形で保険者に請求しなければなりません。このようなシステムを医療保険制度と呼んでいます。

医療保険制度は下記のような仕組みになっています。

まず皆さんは保険者という保険証を発行している団体に対して保険料を毎月支払います。保険者は基本的に国の管轄となりますので、この保険者から発行されている保険証は公的な保険となります。保険者は保険料を支払っている証として、被保険者証(保険証)を発行します。病気やケガをしなければ、この関係だけになります。毎月、保険料を支払い保険証を預かっているだけです。この公的医療保険は民間の生命保険会社等に例えると掛け捨ての保険になります。支払った保険料は医療機関にかかってもかからなくても返金されることはありません。この保険証ですが、皆さんが病気等を患った時には保険医療機関に持参し受診することになります。保険医療機関では、症状に応じて必要な診療を行ないます。保険医療機関では、提示された保険証に応じて一部負担金を患者に請求し、患者はその金額を支払うことになります。患者として保険医療機関と接する場合は、ここま

でで完了になります。

しかし、保険医療機関で勤務するとこの先が業務として発生します。保険医療機関はこの時点では、診療費の一部しか徴収していません。したがって残りの診療費の請求を行なうことになります。

本来であれば、保険医療機関は残りの診療費を患者から保険料を徴収する保険者に請求することになりますが、直接保険者に請求するのではなく、第三者機関である審査支払機関に対して診療報酬明細書を提出します。

社会保険を利用した診療については社会保険診療報酬支払基金、国民健康保険や後期高齢者医療の場合は、国民健康保険団体連合会に対して診療報酬明細書を提出します。この診療報酬明細書の提出については、例えば４/１～４/30までに行なった診療については、翌月５月10日までに行なうことになっています。

したがって月初（１日～10日）はレセプト期間となり、医療機関の事務職員は業務が繁忙な時期になります。保険医療機関から提出された診療報酬明細書は、この審査支払機関において内容の確認が行なわれます。

内容の確認とは、保険資格の有無、傷病名と診療内容の整合性について療養担当規則等に沿っているかなどになります。

確認して不具合が発覚した場合は、保険医療機関に対して**返戻**や**減点**という措置が取られます。返戻とは多くの場合、保険の資格確認ができなかった場合が該

保険医療制度のしくみ

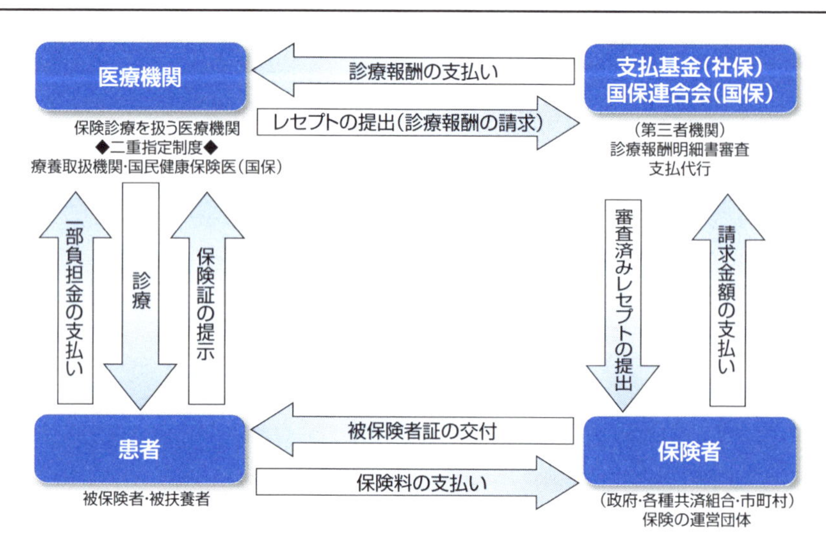

当し、提出された診療報酬明細書を差し戻されます。この場合は、その診療報酬明細書にまつわる診療費は一切入金されなくなり、保険医療機関は指摘された内容を修正し、再度請求を行なうことになります。これを**再請求**と呼んでいます。

また、傷病名と診療内容が診療報酬点数制度や療養担当規則にそぐわない場合は、減点という措置が取られます。この減点は、診療内容の一部が認められないことになり、この診療費を差し引いた金額が保険医療機関に入金されることになります。

返戻にしても減点にしても医療機関の減収につながることになりますので、請求を担当する医療事務職員は十分な知識を持ち、請求に当たる必要があります。点検を担当した審査支払機関は、審査済みの診療報酬明細書を各保険者に対して提出します。この保険者においても再度診療報酬明細書の点検が行なわれ、不具合があれば減点等の措置が取られます。このことからもわかる通り、保険医療機関の事務職員は、審査支払機関及び保険者の行なう審査に対応できる完成度の診療報酬明細書を作成し、提出する必要があります。このためには、診療報酬点数制度だけではなく、各保険制度、療養担当規則等の関連する法規や規則の理解、指導・監査など幅広い知識が必要になります。

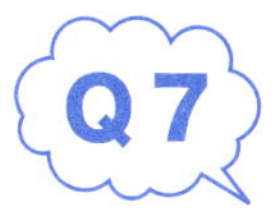

どのような時に医療機関に指導・監査が行なわれるのか？

保険医療機関が担当する診療は公的医療保険を使用していることから、厚生労働大臣の定めた内容に沿って診療を行なう必要があることはこれまでも触れてきました。保険医療機関の中には、このような観点から不具合が生じて、減点や返戻が行なわれている場合があります。このような減点等が多い場合、審査機関や行政機関は保険医療機関に対して「指導」を行なうことになります。更に改善が認められない場合などは「監査」が実施されることがあります。医療機関に対して行なわれる指導・監査は次のような流れになっています。

健康保険法等に基づく保険診療は、保険料や税金を財源として運営されている公的制度です。この観点からも公的機関はチェック機能を持つことは当然といえます。このチェックシステムは厚生労働省保険局長通知の指導大綱や監査要綱で定められています。

このような指導と監査は根拠規定が異なるもので内容も大きく異なります。

保険医療機関等の指導・監査の流れ

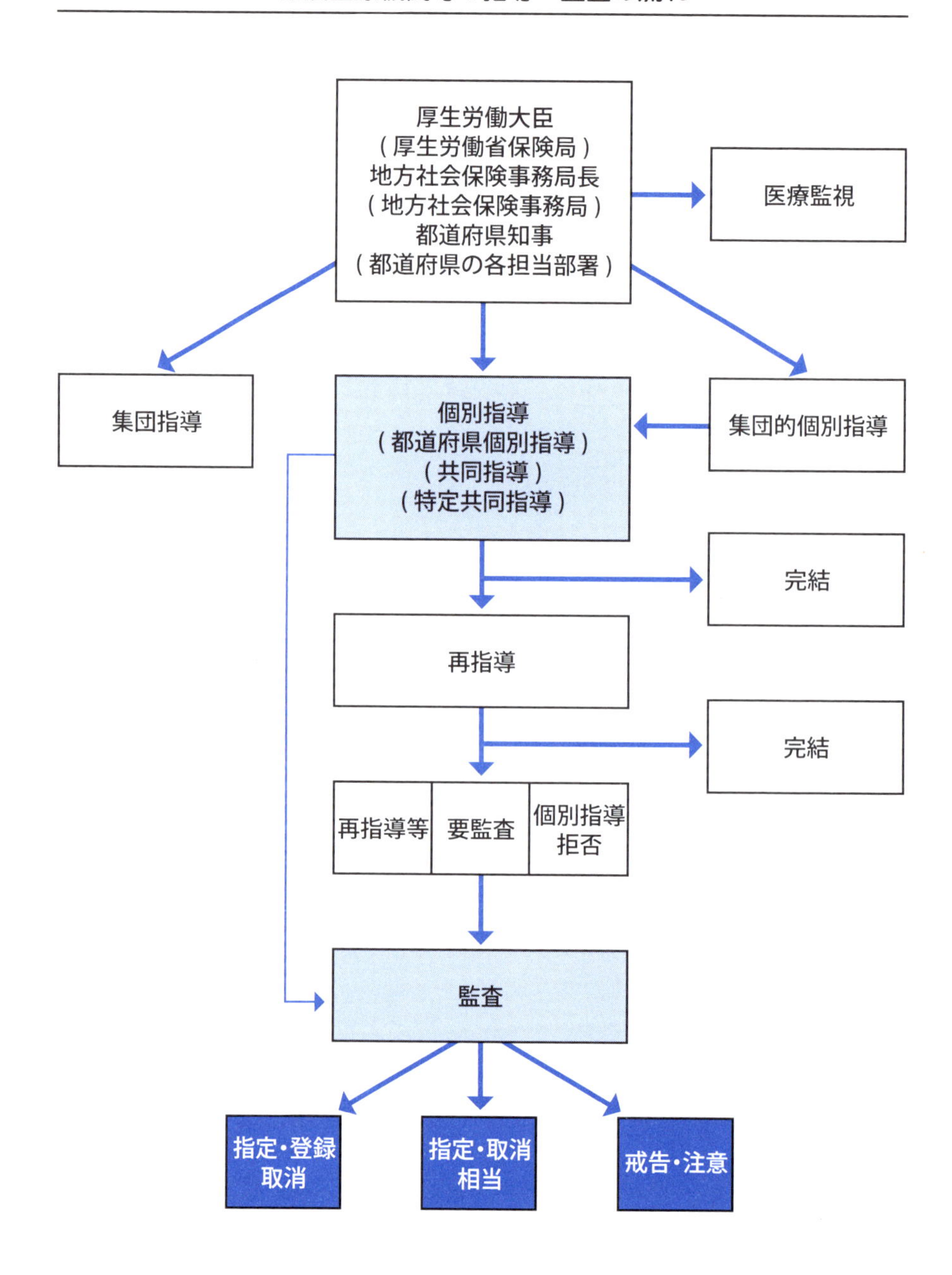

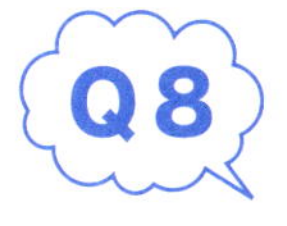

指導とは具体的に何が行なわれるの？

まず指導とは、健康保険法第73条、船員保険法第59条、国民健康保険法第41条、高齢者の医療の確保に関する法律第66条、指導大綱などが根拠規定となっています。

目的としては、「社会保険の医療担当者として、適正な療養の給付を担当させるため、療養担当規則等に定められている診療方針、診療（調剤）報酬の請求方法、保険医療の事務取扱等について周知徹底し、保険診療（調剤）の質的向上及び適正化を図ることを目的として行なうもの」（中医協　総-6　24.10.31）とされています。

指導の内容としては、**集団指導・集団的個別指導・個別指導**があります。

・集団指導

集団指導とは、「地方社会保険事務局及び都道府県又は厚生労働省並びに地方社会保険事務局及び都道府県が共同で、指導対象となる保険医療機関等又は保険医等を一定の場所に集めて講習等の方式により行なう」とされており、選定基準は下記の通りとされています。

（1）新規指定の保険医療機関等については、概ね1年以内にすべてを対象として実施する。

（2）診療報酬の改定時における指導、保険医療機関等の指定更新時における指導、臨床研修指定病院等の指導、保険医等の新規登録時における指導等については、指導の目的、内容を勘案して選定する。

・集団的個別指導

集団的個別指導とは、「地方社会保険事務局及び都道府県が共同で指導対象となる保険医療機関等を一定の場所に集めて個別に簡便な面接懇談方式により行なう」とされています。

集団的個別指導の選定基準は次のように定められています。

「保険医療機関等の機能、診療科等を考慮した上で診療報酬明細書（調剤報酬明細書を含む。以下同じ。）の１件当たりの平均点数が高い保険医療機関等（ただし、取扱件数の少ない保険医療機関等は除く。以下「高点数保険医療機関等」という。）について１件当たりの平均点数が高い順に選定する。なお、集団的個別指導又は個別指導を受けた保険医療機関等については、翌年度及び翌々年度は集団的個別指導の対象から除く」とされています。集団的個別指導の指導後の措置等については、「翌年度においても高点数保険医療機関に該当した場合、翌々年度に個別指導を行なう。なお、指導対象となった大部分の診療報酬明細書について、適正を欠くものが認められた保険医療機関等にあっては、集団的個別指導後、概ね一年以内に都道府県個別指導を行う。」とされてます。

上記のとおり、集団的個別指導後、改善がされていなければ個別指導の対象となることになりますので、保険医療機関等は十分に注意する必要があります。

・個別指導

次に個別指導とは、「厚生労働省又は地方社会保険事務局及び都道府県が次のいずれかの形態により、指導対象となる保険医療機関等を一定の場所に集めて又は当該保険医療機関等において個別に面接懇談方式により行なう。

（１）地方社会保険事務局及び都道府県が共同で行なうもの（以下「都道府県個別指導」という。）

（２）厚生労働省並びに地方社会保険事務局及び都道府県が共同で行なうもの（（３）に掲げるものを除く。以下「共同指導」という。）

（３）厚生労働省並びに地方社会保険事務局及び都道府県が共同で行なうものであって、特定の範囲の保険医療機関等又は緊急性を要する場合等共同で行なう必要性が生じた保険医療機関等について行なうもの。（以下「特定共同指導」という。）」選定基準は、

⑴ 都道府県個別指導

次に掲げるものについて、原則として全件都道府県個別指導を実施する。

①支払基金等、保険者、被保険者等から診療内容又は診療報酬の請求に関する情報の提供があり、都道府県個別指導が必要と認められた保険医療機関等

②個別指導の結果、第7の１の(２)に掲げる措置が「再指導」であった保険医療機関等又は「経過観察」であって、改善が認められない保険医療機関等

③監査の結果、戒告又は注意を受けた保険医療機関等

④集団的個別指導の結果、指導対象となった大部分の診療報酬明細書について、適正を欠くものが認められた保険医療機関等

⑤集団的個別指導を受けた保険医療機関等のうち、翌年度の実績においても、なお高点数保険医療機関等に該当するもの（ただし、集団的個別指導を受けた後、個別指導の選定基準のいずれかに該当するものとして個別指導を受けたものについては、この限りでない。）
⑥正当な理由がなく集団的個別指導を拒否した保険医療機関等
⑦その他特に都道府県個別指導が必要と認められる保険医療機関等

（2）共同指導

①過去における都道府県個別指導にもかかわらず、診療内容又は診療報酬の請求に改善が見処ず共同指導が必要と認められる保険医療機関等
②支払基金等から診療内容又は診療報酬の請求に関する連絡があり、共同指導が必要と認められる保険医療機関等
③集団的個別指導を受けた保険医療機関等のうち、翌年度の実績においても、なお高点数保険医療機関等に該当するもの（ただし、集団的個別指導を受けた後、個別指導の選定基準のいずれかに該当するものとして個別指導を受けたものについては、この限りでない。）
④その他特に共同指導が必要と認められる保険医療機関等

（3）特定共同指導

①医師等の卒後教育修練や高度な医療を提供する医療機関である臨床研修指定病院、大学附属病院、特定機能病院等の保険医療機関
②同一開設者に係る複数の都道府県に所在する保険医療機関等
③その他緊急性を要する場合等であって、特に特定共同指導が必要と認められる保険医療機関等

と定められています。個別指導後の措置等としては、「個別指導後の措置は、次のとおりとし、診療内容及び診療報酬の請求の妥当性等により措置する」とし、以下のようになっています。

①概ね妥当

診療内容及び診療報酬の請求に関し、概ね妥当適切である場合

②経過観察

診療内容又は診療報酬の請求に関し、適正を欠く部分が認められるものの、その程度が軽微で、診療担当者等の理解も十分得られており、かつ、改善が期待できる場合。なお、経過観察の結果、改善が認められないときは、当該保険医療機関等に対して再指導を行なう。

③再指導

診療内容又は診療報酬の請求に関し、適正を欠く部分が認められ、再度指導を行なわなければ改善状況が判断できない場合

なお、不正又は不当が疑われ、患者から受療状況等の聴取が必要と考えられる場合は、速やかに患者調査を行ない、その結果を基に当該保険医療機関等の再指導を行なう。患者調査の結果、不正又は著しい不当が明らかとなった場合は、再指導を行なうことなく当該保険医療機関等に対して「監査要綱」に定めるところにより監査を行なう。

④要監査

指導の結果、「監査要綱」に定める監査要件に該当すると判断した場合

この場合は、後日速やかに監査を行なう。

なお、指導中に診療内容又は診療報酬の請求について、明らかに不正又は著しい不当が疑われる場合にあっては、指導を中止し、直ちに監査を行なうことができる。

と定められており、集団的個別指導と比較してもかなり厳しい措置が取られることがわかります。更に個別指導の経済的措置として、指導で指摘された事項は１年間の自主返還を求められることもあります。

更に「④要監査」に規定されているように著しい不正・不当が疑われた場合は、即監査が実施されることになり、監査に移行されてしまえば厳しい行政処分の対象にもなり得ることから、保険医療機関等においては、十分な改善を検討し確実に実行することが急務であるといえます。

Q9 監査で行なわれることとは？

このような指導に対して監査とは、医療担当者の行なう療養の給付が、法令の規定に従って適正に実施されているかどうか、診療（調剤）報酬の請求が適正であるかどうかなどを、出頭命令、立入検査等を通じて確かめることを目的として行なうものとされており、根拠規定等としては、健康保険法第78条、船員保険法第59条、国民健康保険法第45条の２、高齢者の医療の確保に関する法律第72条、監査要綱で規定されています。

監査とは、不正または著しい不当が疑われる場合に行なわれるもので、行政措置としては、

①指定・登録取り消し
②戒告
③注意

があり、監査の結果、診療内容又は診療報酬の請求に関し不正又は不当の事実が認められた場合は、この期間内の全患者分の診療録を対象に自主点検を行ない、原則５年間の返還を求められます。監査後の措置としては、次のように定められています。

Q10 監査で不正があった際に行なわれる行政上の措置とは何？

行政上の措置は、健康保険法第80条の規定に基づく保険医療機関等の指定の取消、同法第81条の規定に基づく保険医等の登録の取消（以下「取消処分」という。）並びに保険医療機関等及び保険医等に対する戒告及び注意とし、不正又は不当の事案の内容により、次の基準によって行なう。

（１）取消処分

地方社会保険事務局長は、保険医療機関等又は保険医等が次のいずれか１つに該当するときには、当該地方社会保険事務局に置かれる地方社会保険医療協議会に諮問して、取消処分を行なう。なお、地方社会保険事務局長は、地方社会保険医療協議会へ諮問する前に、関係資料を添えて厚生労働省保険局長に内議を行なう。

①故意に不正又は不当な診療を行なったもの。
②故意に不正又は不当な診療報酬の請求を行なったもの。
③重大な過失により、不正又は不当な診療をしばしば行なったもの。
④重大な過失により、不正又は不当な診療報酬の請求をしばしば行なったもの。

（２）戒告

地方社会保険事務局長は、保険医療機関等又は保険医等が次のいずれか１つに該当するときは、戒告を行なう。

①重大な過失により、不正又は不当な診療を行なったもの
②重大な過失により、不正又は不当な診療報酬の請求を行なったもの
③軽微な過失により、不正又は不当な診療をしばしば行なったもの
④軽微な過失により、不正又は不当な診療報酬の請求をしばしば行なったもの

（3）注意

地方社会保険事務局長は、保険医療機関等又は保険医等が次のいずれか１つに該当するときは、注意を行なう。

①軽微な過失により、不正又は不当な診療を行なったもの

②軽微な過失により、不正又は不当な診療報酬の請求を行なったもの

取消処分とは、保険医療機関の指定取り消しや、保健医の登録取り消しをいいます。指定を取り消された保険医療機関の再指定については、

「保険医療機関等が取消処分を受け、５年を経過しない場合等においては、健康保険法第65条第３項の規定に基づき、その指定を拒むことができる。ただし、取消処分を受けた医療機関の機能、事案の内容等を総合的に勘案し、地域医療の確保を図るため特に必要があると認められる場合であって、診療内容又は診療報酬の請求に係る不正又は著しい不当に関わった診療科が、相当の期間保険診療を行なわない場合については、取消処分と同時に又は一定期間経過後に当該医療機関を保険医療機関として指定することができる。」

とされています。

また、指定取消相当とは、「本来指定取消を行なうべき機関が、処分前に廃止した場合」に行なわれる扱いのことであり、登録取消相当とは、「本来登録取消を行なうべき保険医が、処分前に登録抹消をした場合に行なわれる」扱いをいいます。このような行政処分は「保険医療機関等の指導・監査等の実施状況」として公表されることになります。

平成24年度における指導・監査の状況は次頁のように公表されています。

保険医療機関等の指定取消等に係る端緒としては、保険者等からの情報提供38件、その他として34件とされており、返還金額は130億3890万円であったと公表されています。実際の公表データとしては上記以外にも、「保険医療機関等の指導・監査等の実施状況等」、「保険医療機関等の指導・監査等の実施状況等（都道府県別）」なども掲載されています。更に実際に行政処分を受けた保険医療機関や医師、返還額などについても記載されています。詳しくは厚生労働省等のホームページを参照してください。

これまでに述べてきたように、指導・監査はかなり厳しい措置が取られることがおわかりいただけたと思いますが、関東信越厚生局では、平成26年７月24日に「保険薬局及び保険薬剤師の行政処分について」が公表されています。ここで特定の保険薬局等を出すことは差し控えたいと思いますが、処分に至った経緯等

平成 24 年度における指導・監査の状況

指導の実施状況

【個別指導】

区分	医科	歯科	薬局	合計
保険医療機関等	1553 件	1358 件	1391 件	4302 件
保険医等	5074 人	1854 人	2245 人	9173 人

【新規指定個別指導】

区分	医科	歯科	薬局	合計
保険医療機関等	2205 件	1522 件	2376 件	6103 件
保険医等	2939 人	1921 人	3588 人	8448 人

【集団的個別指導】

区分	医科	歯科	薬局	合計
保険医療機関等	4835 件	5085 件	3702 件	13622

監査の実施状況

区分	医科	歯科	薬局	合計
保険医療機関等	53 件	35 件	9 件	97 件
保険医等	147 人	78 人	17 人	242 人

保険医療機関等の指定取消等及び保険医等の登録取消等の状況

区　分		医科	歯科	薬局	合計
保険医療機関等	指定取消	13 件	13 件	5 件	31 件
	指定取消相当	29 件	9 件	3 件	41 件
	計	42 件	22 件	8 件	72 件
保険医等	登録取消	10 人	20 人	5 人	35 人
	登録取消相当	2 人	4 人	1 人	7 人
	計	12 人	24 人	6 人	42 人

は次のとおりとなっています。

【行政処分に至った経緯】

都内の保険薬局より「患者から、医療費通知に一度も調剤を受けたことのない保険薬局名の記載があった。また、その処方元と思われる保険医療機関を受診した際、薬剤を無料で渡された、との相談を受けた。」旨の情報提供があったことから、当該保険薬局に対し個別指導を実施したところ、開設者及び管理薬剤師から、「特定の保険医療機関から直接持ち込まれた処方せんにより調剤し、その薬を特定の保険医療機関に配達していた。」旨の発言があり、不正請求が強く疑われた。このことから、平成２４年１１月から平成２５年３月まで計５回の監査を実施した。結果として「行政処分の主な理由」に記載した事実を確認した。

【行政処分の主な理由】

当該保険薬局及び保険薬剤師の監査を実施した結果、以下の事実を確認した。患者を介さない処方せんに基づいて調剤し、また、薬は、特定の保険医療機関に届けるのみで患者等に会うことすらもしていないにもかかわらず、調剤報酬を不正に請求していた。

【調剤報酬の不正請求額】

監査で判明した不正件数、金額は次のとおり。

件　　数　　　　２２０件

不正請求額　４４４，５８９円

※なお、監査で判明した以外の分についても不正請求等があったものについては、監査の日から３年前まで遡り、保険者等へ返還させることとしている。

以上が、指導・監査の概略とシステムとなります。各医療機関等におかれましては十分に各指導や監査の意味を理解し対応をする必要があるといえます。

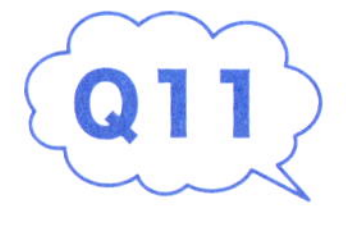

保険診療の範囲は？

保険診療とは、医療保険制度による診療です。「保険医療機関及び保険医療養担当規則」は、「保険医療機関」と「保険医」が行なう保険診療の範囲を決めたもので、これに則って、診療行為を行なわなければなりません。

その第１条には、以下のようにあります。

【療養の給付の担当の範囲】

1. 診察
2. 薬剤又は治療材料の支給
3. 処置、手術その他の治療
4. 居宅における療養上の管理及びその療養に伴う世話その他の看護
5. 病院又は診療所への入院及びその療養に伴う世話その他の看護

「療養担当規則」において、保険医療機関は懇切丁寧に療養の給付を担当しなければならないと記されています。

次に挙げるものは保険診療が認められないものです。

（1）業務上、通勤途上の病気やけが

（2）・単なる疲労感や倦怠

・美容整形（隆鼻術、ホクロ・ソバカスとり等）

・正常な妊娠及び出産

＊以上のような場合でも、日常生活や仕事に支障をきたすもの（斜視、唇顎口蓋裂など）は保険診療の対象となります。

（3）健康診断やそのための検査

（4）予防注射

＊例外として、伝染または罹患の恐れがあると医師が認めた場合（麻疹、破傷風、狂犬病など）には保険による予防接種が受けられます。

（5）妊娠中絶（経済上の理由による）

＊暴行による場合、母体の衰弱が激しい場合の妊娠中絶は保険診療の対象となります。

（6）不正または不当な行為によるもの

・故意の犯罪行為によるもの

（精神病等、精神異常の状態で行なわれた自殺は除く）

・喧嘩、泥酔、著しい不行跡によるもの

（7）特殊な薬剤の使用及び特殊な治療法

Q12 保険の種類は？

「社会保険」の保険料は、被保険者の給与に応じて決められており、給料から天引きされています。

一般保険料は、標準報酬月額という何段階かの基準が設けられ、給料がどの段階に相当するかによって保険料を定める方法が採られています。

保険料は、法律によって事業主と被保険者がそれぞれ半額ずつ負担しあうことになっています。

ただし、健康保険組合の場合には、組合の規定によって負担する割合を変更することもできます（なお、日給の日雇保険は別の方法になっています）。

「国民健康保険」の保険料は、世帯単位で決められます。世帯主の前年度の所得額や固定資産税などに応じて決められた額と一世帯につき平等に定められた額、世帯一人当たり均等に定められた額などを合算したものが、保険料となります。

保険料は市区町村の役所の窓口に納めます。また、国民健康保険は被保険者の納める保険料とは別に国からの補助があり、市区町村も保険料を負担します。

ただし、市区町村によって負担する制度や額が異なる場合があります。

◉給付率とは何か

給付率とは、被保険者や被扶養者の医療にかかる費用のうち、保険者が負担する割合のことです。

表にすると次頁のようになります。

◉「法別番号」を覚えておこう！

次頁の表が主保険の一覧になりますが、給付割合等は電子カルテ等が自動的に判断してくれることが多いので、暗記する必要はありません。事務職員として覚えておかなければならないのは、法別番号です。

法別番号とは、保険証に記載されている保険者番号になりますが、まず保険者番号は、８桁か６桁になります。社会保険と後期高齢者医療は８桁、国民健康保険は６桁になっています。法別番号とはこの保険者番号の頭二桁になります。

給付率

<table>
<tr><th colspan="3" rowspan="4">医療保険体系</th><th rowspan="4">法別番号</th><th rowspan="3">本人</th><th rowspan="3">家族</th><th rowspan="3">6歳未満</th><th colspan="2">前期高齢者</th><th rowspan="4">備考</th></tr>
<tr><th colspan="2">(70～74歳)</th></tr>
<tr><th>一般</th><th>現役並み所得者</th></tr>
<tr><th>(入･外)</th><th>(入･外)</th><th>(入･外)</th><th>(入･外)</th><th>(入･外)</th></tr>
<tr><td rowspan="10">社保</td><td rowspan="5">協会管掌</td><td>一般被保険者</td><td>01</td><td colspan="2" rowspan="4">70</td><td rowspan="4">80</td><td rowspan="4">80
(90)</td><td rowspan="4">70</td><td>保険者番号は01</td></tr>
<tr><td>日雇特例被保険者</td><td>03</td><td>特別な規定あり</td></tr>
<tr><td>日雇特例･特別療養費</td><td>04</td><td></td></tr>
<tr><td>船員･業務外</td><td rowspan="2">02</td><td></td></tr>
<tr><td>船員･下船後3月以内</td><td>100</td><td></td><td>－</td><td>－</td><td>－</td><td></td></tr>
<tr><td>健康保険組合</td><td></td><td>06</td><td colspan="2" rowspan="2">70</td><td rowspan="2">80</td><td rowspan="2">80
(90)</td><td rowspan="2">70</td><td></td></tr>
<tr><td>共済組合</td><td></td><td>31～34</td><td></td></tr>
<tr><td>自衛官</td><td></td><td>07</td><td>70</td><td>－</td><td>－</td><td>－</td><td>－</td><td></td></tr>
<tr><td>特定健康保険組合</td><td>特例退職被保険者</td><td>63</td><td colspan="2" rowspan="2">70</td><td rowspan="3">80</td><td rowspan="3">80
(90)</td><td rowspan="3">70</td><td></td></tr>
<tr><td>特定共済組合</td><td>特例退職組合員</td><td>72～75</td><td rowspan="2">保険者番号は6桁、市町村国保と国保組合がある</td></tr>
<tr><td>国保</td><td colspan="2">一般被保険者</td><td>－</td><td colspan="2">70（保険者により80～100あり）</td></tr>
<tr><td colspan="3" rowspan="3">後期高齢者医</td><td rowspan="3">39</td><td>一般</td><td>現役並み所得者</td><td colspan="4" rowspan="3">75歳以上及び65歳以上の寝たきりの方
ただし、後期高齢者医療の被保険者とそれ以外の人との世帯合算はない。</td></tr>
<tr><td>(入･外)</td><td>(入･外)</td></tr>
<tr><td>90</td><td>70</td></tr>
</table>

*「6歳未満」とは、6歳に達する日以降の最初の3月31日までとなる。
*「70歳以上」とは、70歳の誕生日前日が属する月の翌月からが該当となる。（後期高齢者医療受給者を除く）
*平成26年4月2日以降に70歳の誕生日を迎える方（誕生日が昭和19年4月2日以降の方）から80％給付（既に90歳になっている方は90％）となる。
*「75歳以上」とは、75歳の誕生日から該当となり、「65歳以上の寝たきり等の状態」とは、障害認定日より該当となる。
*「前期高齢者」の所得区分「一般」の場合、誕生日が昭和19年4月2日以降の者は8割給付、昭和19年4月1日以前の者は特例により9割給付。

０６１３〇〇〇〇

この０６の部分が法別番号となります。この例では、０６になっていますので、社会保険の健康保険組合が発行している保険証ということになります。次の２桁が１３になっていますが、これは都道府県番号になります。１３は東京都の番号になっています。国民健康保険では法別番号がなく６桁の保険者番号になっていますので、都道府県番号から始まることになります。

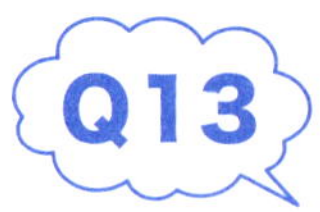

公費負担医療制度とは何？ その他の医療制度に何があるの？

医療保険制度には、今までに学習した医療保険（社保・国保等）のほかに、低所得者のような生活困窮者や特定の疾患にかかっている人などに限定して、医療費の一部又は全部を公費（国や地方公共団体の費用）負担する制度があります。これを「公費負担医療制度」といいます。本書では代表的なものを学習します。

◉生活保護法（法別番号12）

生活保護法では、第一条において次のように目的を規定しています。「この法律は日本国憲法第25条に規定する理念（生存権及び基本的人権）に基づき生活困窮者の程度に応じて生活や医療の必要な保護を行なう目的のものです。

保護には８種類の扶助（①生活扶助、②教育扶助、③住宅扶助、④医療扶助、⑤介護扶助、⑥出産扶助、⑦生業扶助、⑧葬祭扶助）があり、他の法律や制度を活用してもなお、生活の維持ができず、医療や教育なども受けられない場合に適用されます。また、申請先等については「福祉事務所」、請求先については「支払基金」となります。

◉感染症の予防及び感染症の患者に対する医療に関する法律

感染症の予防や感染患者に対する医療に関する法律で、具体的には医療関係者の予防施策の協力や届出の義務及び医療機関の指定などについて定められています。

感染症の区分は感染症を一類～五類感染症及び新型インフルエンザ等、指定感染症、新感染症に区分しています。
・一類感染症（エボラ出血熱、クリミア、ラッサ熱等）
・二類感染症（結核、ジフテリア、ＲＳコロナウイルス等）
・三類感染症（コレラ、細菌性赤痢、腸チフス等）
・四類感染症（Ｅ型・Ａ型肝炎、狂犬病等）
・五類感染症（風しん、ウイルス性肝炎（Ｅ型・Ａ型除く）等）

また、結核は長期にわたる療養が必要で医療費についても多額となる病気の１つであり、法律の適用対象となる結核患者は、指定医療機関で化学療法・結核菌検査・医療機関への収容などの医療が受けられます。

（１）一般患者に対する医療（適正医療）（法37条の２）
・公費負担対象医療
結核の治療のための投薬（＊）・注射（＊）・処置・手術・検査・画像診断は感染症法により指定されています。指定されていない項目については公費負担の対象外になりますので注意が必要です。又、風邪やケガなどの疾病で受診の場合も公費負担対象外になります。公費負担は全額ではなく公費対象医療の95％に相当する額になります（ただし、医療保険加入者は医療保険が優先になり、残額が公費負担になります）。
＊薬剤については、抗結核剤と併用薬（副腎皮質ホルモン剤）が対象。

（２）入院勧告を受けた患者に対する医療（入院措置）（法第37条）
同居者に伝染させるおそれのある場合や接客業に従事する者への従業を禁止する場合に結核指定医療機関への入所を勧告するものです。医療費は一部の場合を除き全額公費負担になります。（戦傷病者特別援護法の規定を受けている場合及び患者又は扶養義務者の所得税額が147万円を超えている場合）

（３）精神保健及び精神障害者福祉に関する法律
精神障害者の発生の予防や、その他国民の精神的健康の保持と増進を図る事及び、罹患した場合には、医療と保護を行ない、社会復帰を促すことを目的としています。
精神保健福祉法における対象患者は、①統合失調症（精神分裂病）、②精神作用物質による急性中毒またはその依存症、③知的障害、④精神病質その他の精神疾患を有する者です。

◉その他の保険制度

（1）労働者災害補償保険（労災保険）

労働者の業務上や通勤途上の災害について療養補償、休業補償、障害補償、遺族補償等の給付を行なうもので、医療保険の対象とはなりません。ただし通勤災害については、労災保険の適用を受けない場合は医療保険の給付の対象となります。

運営は保険者である厚生労働省が行なっていますが、実務を行なう窓口は各都道府県の労働基準監督署になります。

（2）自動車損害賠償保障法（自賠責）

自動車運行により生命や身体が害された場合の損害賠償を保障する制度で、治療費（入通院費、看護費、文書料）、休業補償費、後遺障害補償費、遺族の慰謝料および葬祭費等の給付を受けることができます。

公費負担医療制度一覧 - ①

	区分		法別番号	制度の略称
公費負担の医療制度	感染症の予防及び感染症の患者に対する医療に関する法律	結核患者の適正医療（法第37条の2関係）	10	感37の2
		結核患者の入院（法第37条関係）	11	結核入院
		一類感染症等の患者の入院（法第37条関係）	28	感染症入院
		新感染症の患者の入院（法第37条関係）	29	—
	生活保護法による医療扶助（法第15条関係）		12	生保
	戦傷病者特別援護法	療養の給付（法第10条関係）	13	—
		更生医療（法第20条関係）	14	
	障害者総合支援法	更生医療（法第５条関係）	15	—
		育成医療（法第５条関係）	16	—
		精神通院医療（法第５条関係）	21	精神通院
		療養介護医療（法第70条関係）及び基準該当療養介護医療（法71条関係）	24	—
	児童福祉法	療育の給付（法第20条関係）	17	—
		肢体不自由児通所医療（法第21条の５の28関係）及び障害児入所医療（法第24条の20関係）	79	—
	原子爆弾被爆者に対する援護に関する法律	認定疾病医療（法第10条関係）	18	—
		一般疾病医療費（法第18条関係）	19	—
	精神保健及び精神障害者福祉に関する法律	措置入院（法第29条関係）	20	精29

公費負担医療制度一覧 - ②

<table>
<tr><th></th><th colspan="2">区　分</th><th>法別番号</th><th>制度の略称</th></tr>
<tr><td rowspan="11">公費負担の医療制度</td><td colspan="2">麻薬及び向精神薬取締法による入院措置（法第58条の8関係）</td><td>22</td><td>—</td></tr>
<tr><td colspan="2">母子保健法による養育医療
（法第 20 条関係）</td><td>23</td><td>—</td></tr>
<tr><td colspan="2">中国残留邦人等の円滑な帰国の促進並びに永住帰国した中国残留邦人等及び特定配偶者の自立の支援に関する法律第14条第4項に規定する医療支援給付（中国残留邦人等の円滑な帰国の促進及び永住帰国後の自立の支援に関する法律の一部を改正する法律附則第4条第2項において準用する場合を含む）</td><td>25</td><td>—</td></tr>
<tr><td colspan="2">心神喪失等の状態で重大な他害行為を行った者の医療及び観察等に関する法律による医療の実施に係る給付（法第81条関係）</td><td>30</td><td>—</td></tr>
<tr><td colspan="2">肝炎治療特別促進事業に係る医療の給付</td><td>38</td><td>—</td></tr>
<tr><td colspan="2">特定疾患治療費、先天性血液凝固因子障害等治療費、水俣病総合対策費の国庫補助による療養費及び研究治療費、茨城県神栖町における有機ヒ素化合物による環境汚染及び健康被害に係る緊急措置事業要綱による医療費及びメチル水銀の健康影響による治療研究費</td><td>51</td><td>—</td></tr>
<tr><td colspan="2">児童福祉法による小児慢性特定疾病医療支援（法第19条の2関係）</td><td>52</td><td>—</td></tr>
<tr><td colspan="2">児童福祉法の措置等に係る医療の給付</td><td>53</td><td>—</td></tr>
<tr><td colspan="2">石綿による健康被害の救済に関する法律による医療費の支給
（法第 4 条関係）</td><td>66</td><td>—</td></tr>
<tr><td>難病の患者に対する医療等に関する法律による</td><td>特定医療（法第 5 条関係）</td><td>54</td><td>—</td></tr>
<tr><td colspan="2">特定B型肝炎ウイルス感染症給付費等の支給に関する特別措置法による定期検査費及び母子感染防止医療費の支給（法第12条第1項及び第13条第1項関係）</td><td>62</td><td>—</td></tr>
</table>

第2章

基本診療料を理解しよう！

1　診療報酬制度と事務職員の役割

これまで医療業界の現状や保険制度について学習してきましたが、第２章ではいよいよ診療報酬制度について学習したいと思います。診療報酬とは、医療機関での収益の大半を占めているものであり、通常の会社にたとえると売り上げのことになります。

医療法という法律では、医療を営利目的で行なってはならないと規定されていますが、現実的には、多くの医療法人などを民間が運営している以上、最低限の利益を確保しなければ、継続的に安定した運営を行なうことはできません。

したがって、営利目的ではなくとも収支を整えることは極めて重要だといえます。この医療機関の収入に直結するのが診療費となり、診療費を細かく設定しているものが診療報酬制度となります。

診療費については、医療事務職員が請求を担当しますので、この制度を深く理解しておかないと、請求漏れなどが発生し、医療機関の収益に直結することになります。こういった意味で事務職員は重要な業務を担っていますので、その自覚を強く持ち、業務に当たるためにも診療報酬制度を深く理解しましょう。

2 基本診療料って何？

診療報酬制度は出来高で算定する場合と、包括請求する場合（DPC等）があります。

本書では、多くの医療機関が採用している出来高算定を中心に解説していきますが、出来高算定には、**基本診療料**と**特掲診療料**に大別されます。特掲診療料については第３章以降で解説します。

基本診療料は更に**初診料・再診料・入院料**に分類されます。診療報酬制度では、基本的に次のような考え方により点数を算定していきます。

●所定点数（基本点数）＋加算＝算定点数

所定点数というのは、各診療行為に定められた点数（単価）になります。

これに対して、年齢や診療を行なった時間等、医療機関の届け出状況（人員配置・診療時間・配置している機器等）に応じて点数を加えることができ、この点数を**加算点数**と呼んでいます。

現在の医療機関では、ほとんどの場合、診療費を計算するための医事コンピュータが導入されており、更に電子カルテの普及も進んでいますので、入力された内容によってコンピュータが自動的に加算してくれる項目も多くあります。

このように自動的に算定されるものを自動算定と呼びますが、本書では入力者が自己の判断で算定しないと算定漏れにつながってしまう項目を重点的に解説していきたいと思います。

では、まずは初診料と再診料からみていきましょう。

3 初診料と再診料について

初診料や再診料は医師が行なう診察料になります。診察によって、初診料か再診料かを判断する必要がありますが、考え方としては初診に該当しない診察はすべて再診であると覚えておきましょう。このような考え方においては初診の考え方が重要となりますが、初診とはどのような診察をいうのでしょうか。

◉初診とは何か？

医療機関を受診する患者さんの視点からだと、初めて行なった医療機関での診察が初診となると思います。たしかにこのような診察も初診となりますが、診療報酬点数制度における初診は、このケースだけではありません。診療報酬制度では「医学的初診」という解釈に基づいて判断することになります。では医学的初診とはどういった意味でしょうか？

医学的初診とは、診察室に入った時点で治療している疾患が一つもない状態の診察を指します。

このような診察の場合、医師は患者さんに対して「どうされましたか？」と受診した理由を確認することになります。これに対して再診は既に治療している疾患がありますので、「その後いかがですか？」と病状を確認すると思います。「どうされましたか？」と医師が聞くということは、受診している患者さんの身体的な状態が全く把握できていない状況で、なぜ受診したのかを聞いていることになりますが、これは現に治療している疾患がないということになります。このような診察を「医学的初診」と考えます。

具体的に例をみてみましょう。

【Q&A！　例・治療中の病気がある場合の診察】

Q　たとえば、風邪の症状により診療に来院したのが９月10日、急性咽頭炎との診断で、しばらく通院するよう指示されました。通院している間に胃の調子が悪くなり、診療を受けたのが９月15日でした。急性咽頭炎はまだ治療中です。このような受診の場合、９/10と９/15の診察は初診でしょうか再診でしょうか？

A　９/10の診察は他に治療している疾患がありませんので、「医学的初診」に該当します。したがって初診料を算定することができますが、9/15は急性咽頭炎が治療継続中になります。したがって初診ではなく再診となります。

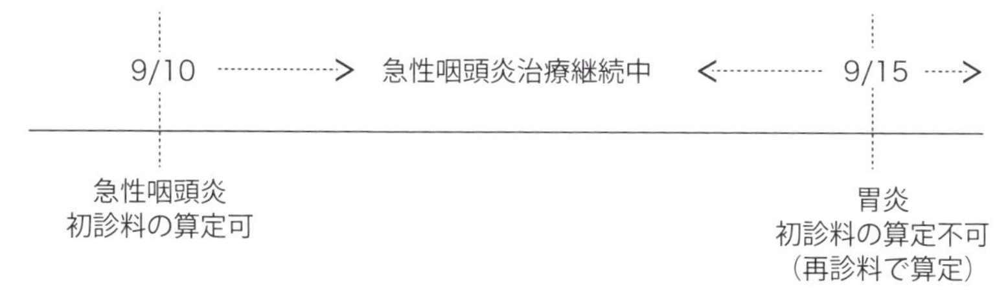

【Q&A！　例・以前の傷病が治癒している場合の診察】

Q　1月25日に風邪で来院したときに、胃炎が1月20日に治癒（病気が治ること）していたとしたら、その場合、診療料はどうなるでしょうか？

A　この場合、前の病気が治癒していれば、その後、新たに発生した傷病に対しては、初診料を算定することができます。このように、前の病気が治癒してから、新たな傷病が発生した場合は、初診料を1か月に何回でも算定できるということになります。

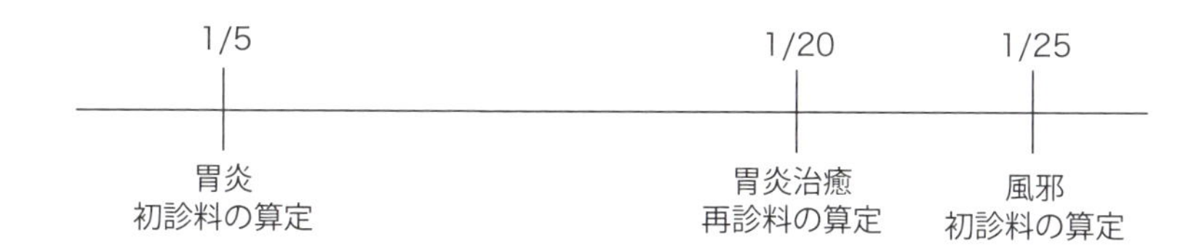

初診料　点数一覧（抜粋）

病院・診療所

区分	時間内	時間外	休日	深夜
一般	**288点**	**373点** (288+85)	**538点** (288+250)	**768点** (288+480)
6歳未満	**363点** (288+75)	**488点** (288+200)	**653点** (288+365)	**983点** (288+695)

4　初診料の診療報酬点数の考え方

では具体的な診療点数について確認しておきましょう。下記は、診療報酬点数早見表と呼ばれる厚生労働省が定めている内容を抜粋したものになります

【初診料の算定ポイント】

医学的な診療行為が初めて患者になされた場合に、初診料**288点**を算定する。

注)

・特定機能病院及び400床以上の地域医療支援病院であって、初診の患者に占める他の病院又は診療所等からの文書による紹介があるものの割合等が低いものにおいて、他院からの文書による紹介がない患者に対して初診を行なった場合に、**214点**を算定する。

・許可病床数が400床以上である病院（特定機能病院、地域医療支援病院及び一般病床数200床未満の病院を除く）であって、初診の患者に占める他の病院又は診療所等からの文書による紹介があるものの割合等が低いものにおいて、他院からの文書による紹介がない患者に対して初診を行なった場合には、**214点**を算定する。

・医療用医薬品の取引価格の妥結率に関して別に厚生労働大臣が定める施設基準を満たす保険医療機関（許可病床数が200床以上に限る）において初診を行なった場合には、特定妥結率初診料として**214点**を算定する。

〔用語の解説〕

・特定機能病院……高度の医療の提供、高度の医療技術の開発及び評価、高度の医療に関する研修を実施する能力等を備えた病院について、厚生労働大臣が個別に承認するもの。

・地域医療支援病院……紹介患者に対する医療提供、医療機器等の共同利用の実施を通じて、第一線の地域医療を担う、かかりつけ医、かかりつけ歯科医等を支援する能力を備え地域医療の確保を図る病院として相応しい構造設備等を有するものについて、都道府県知事が個別に承認するもの。

・妥結率の計算式

$$\text{妥結率}=\frac{\text{卸売販売業者と当該保険医療機関との間での取引価格が定められた医療用医薬品の薬価総額（各医療用医薬品の規格単位数量} \times \text{薬価を合算したもの）}}{\text{当該保険医療機関等において購入された医療用医薬品の薬価総額}}$$

5 複数の診療科を受診した場合

ひとつの傷病を診療継続中に他の傷病が発生し、初診を行なった場合は、それらの傷病に関連する初診料は、合わせて１回とし、第１回の初診のときに算定します。

同一保険医療機関において同一日に他の傷病について別の診療科で初診を行なった場合は、２つ目の診療科に限り**144点**を算定できるとされています（ただし、前項の初診料の算定ポイントの注にあっては**107点**を算定できる）。

【算定例】

内科・外科・眼科・皮膚科を有する病院の場合

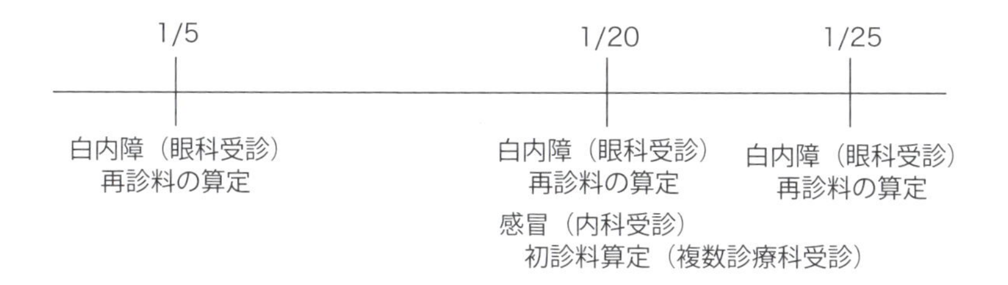

上記の算定例のように、従来は眼科で受診していたが、風邪症状があったためその医療機関で初めて内科を受診した場合は、複数診療科初診として**144点**（**107点**）を算定することができます。

6 初診料の加算

先にも述べた通り、診療報酬は、所定点数（基本点数）＋加算の合計点数を算定することになります。初診料の所定点数は**288点(214点)**ですが、状況に応じて加算点数を算定することができます。この状況とは多くの場合、年齢や受付時間が該当しますが、ほとんどの場合は、コンピュータの判断で自動算定されることになります。

加算点数の一覧は下記になります。自動算定項目なので入力者によって算定漏れが起こることは極めて稀になりますが、代表的な項目については解説しておきますので参考にしてください。

【算定ポイント】

次の場合は所定点数にそれぞれの点数を加算する。

1．６歳未満の乳幼児の場合
　乳幼児加算　時間内　**75点**
2．保険医療機関が標榜する診療時間外に初診を行なった場合
　時間外加算　**85点**／６歳未満の乳幼児の場合　**200点**
　休日加算　**250点**／６歳未満の乳幼児の場合　**365点**
　深夜加算　**480点**／６歳未満の乳幼児の場合　**695点**
3．専ら夜間における診療応需の態勢にある保険医療機関の時間外において初診を行なった場合
　時間外特例医療機関加算　**230点**／６歳未満の乳幼児の場合　**345点**
4．小児科標榜医療機関において初診を行なった場合
　時間外（概ね午前6時～午前8時・午後6時～午後10時）　**200点**
　休日　**365点**
　深夜　**695点**
　※上記３の規定にかかわらず加算する（救急医療確保のための医療機関を除く）
5．夜間・早朝等加算（施設基準を満たしている診療所のみ）　**50点**
6．機能強化加算（要届出・200床未満の医療機関のみ）　**80点**

●乳幼児加算

小児の診療は投薬などについても慎重を期す必要があります。通常の大人の診療よりも時間がかかることが多く、この辺りの事情を考慮した加算といえます。初診料では６歳未満の子供を乳幼児と呼んでいます。ただし、診療行為によってこの辺りの年齢や呼称が異なりますので注意が必要です（例えば、手術料の場合は、乳幼児加算は３歳未満、３歳以上６歳未満の場合は幼児加算となります）。

初診料では、受診した患者が６歳未満の場合は、初診料の所定点数に乳幼児加算を加えることになります。ただし、次に解説する時間外・休日・深夜の各加算等と合わせて算定することはできませんので注意しましょう。

【算定例】

４歳の患者が診療所の内科を診療時間内受診した場合

288点（初診料基本点数）＋75点（初診料乳幼児加算）＝363点

●時間外加算、休日加算、深夜加算

時間外、休日、深夜の加算は、「保険医療機関が診療応需の体制を解いた後において、急患等やむを得ない事由により診療を求められた場合には再び診療を行なう態勢を準備しなければならないことを考慮して設けられている」とされています。一般的に、医療機関が標榜している診療時間内は、医師・看護師等の医療従事者も多く、診療を行なう態勢が構築されていますが、診療時間外等は人員配置等の体制が変わることになります（施設基準で定められている人員配置は当然クリアしている必要がある）。時間外等の加算はこのような状況を鑑み加算が認められています。

ちなみにここでいう受診時間とは受付時間となります。したがって、受付が診療時間内に済んでいれば、診察時間が診療時間外に該当しても時間外加算を算定することは認められません。また、休日の時間外や休日の深夜など、複数の加算に該当した場合は、いずれか点数の高い加算をひとつのみ算定することができます（時間外と休日なら休日、休日と深夜なら深夜）。

算定対象となる時間は下記になります。

●時間外加算

保険医療機関が標榜する診療時間以外、概ね午前６時～午前８時・午後６時～

午後10時の時間帯に急患扱いで診療した場合に加算します。

●休日加算

日曜日、国民の祝日、振替休日および年末年始（通常12月29日～12月31日、１月２日～１月3日）が休日となります。この休日に急患扱いで診療した場合に加算します。なお、保険医療機関が定める休診日（平日）に診療した場合は、休日加算ではなく時間外加算で算定します。

●深夜加算

午後10時～翌朝午前６時までが深夜とされています。この時間帯に急患扱いで診療した場合に、加算します。

【算定例１】

20歳の患者が190床の病院に日曜日の時間外に受診した場合

※日曜日は休診の病院。

288点（初診料基本点数）＋250点（初診料休日加算）＝538点

※休日加算と時間外加算が重複していますが、加算点数の高い休日加算のみ算定します。

【算定例２】

５歳の患者が200床の病院に日曜日の深夜に受診した場合

288点(初診料基本点数)＋695点(初診料深夜加算)＝983点

※休日加算と深夜加算が重複していますが、加算点数の高い深夜加算のみ算定します。

※受診患者の年齢が５歳ということで、６歳未満の深夜加算を算定します。この場合、乳幼児加算は合わせて算定することができません。

●時間外特例医療機関加算

現在の医療体制の中で、救急患者の受入については必ずしも万全であるとはいえない状況にあります。皆さんもメディア等で救急車のたらい回しにより患者の搬送先が決まらず病状が悪化したり、最悪の場合患者が亡くなったりした事例を目にされることがあると思います。

このような状況は厚生労働省としても改善の必要性があると考えており、「客観的に専ら夜間における救急医療の確保のために診療を行なっていると認められる医療機関」に対して算定を認めているのが時間外特例医療機関加算となります。

具体的には、医療法第30条の４の規定に基づき都道府県が作成する医療計画に記載されている救急医療機関になり、地域医療支援病院等になります。実際の算定についての注意点としては、この時間外特例医療機関加算と先に述べた乳幼児加算、時間外加算、休日加算、深夜加算は重複して算定することができませんので注意しましょう。

【算定例１】

30歳の患者が150床の病院の時間外に受診した場合

※時間外特例医療機関の場合。

288点（初診料基本点数）＋230点（時間外特例医療機関加算）＝518点

※時間外の受診ですが、通常の時間外加算が**85点**なのに対し、時間外特例医療機関加算は**230点**ですから点数の高い時間外特例医療機関加算を算定します。

【算定例２】

４歳の患者が300床の病院の深夜に受診した場合

※時間外特例医療機関の場合

288点（初診料基本点数）＋695点（６歳未満深夜加算）＝983点

※時間外特例医療機関加算が算定できる医療機関ですが、６歳未満の時間外特例医療機関加算の点数が**345点**であり、深夜加算は**695点**となっています。いずれか一方しか算定することができませんので、点数の高い６歳未満の深夜加算のみを算定します。

算定例２の例をみるとわかるように、時間外等の加算と時間外特例医療機関加算の点数の高いほうを算定することになりますが、時間外特例医療機関加算の算定ができる医療機関であっても、点数を比較すると時間外に該当する場合のみ時間外特例医療機関加算を算定し、休日や深夜の場合は各々、休日加算や深夜加算を算定することになります。

〔参考データ〕

●医療法第30条の４抜粋

第三十条の四　都道府県は、基本方針に即して、かつ、地域の実情に応じて、当該都道府県における医療提供体制の確保を図るための計画（以下「医療計画」という。）を定めるものとする。

２　医療計画においては、次に掲げる事項を定めるものとする。

一　都道府県において達成すべき第四号及び第五号の事業の目標に関する事項

二　第四号及び第五号の事業に係る医療連携体制（医療提供施設相互間の機能の分担及び業務の連携を確保するための体制をいう。以下同じ。）に関する事項

三　医療連携体制における医療機能に関する情報の提供の推進に関する事項

四　生活習慣病その他の国民の健康の保持を図るために特に広範かつ継続的な医療の提供が必要と認められる疾病として厚生労働省令で定めるものの治療又は予防に係る事業に関する事項

五　次に掲げる医療の確保に必要な事業（以下「救急医療等確保事業」という。）に関する事項（ハに掲げる医療については、その確保が必要な場合に限る。）

イ　救急医療

ロ　災害時における医療

ハ　へき地の医療

ニ　周産期医療

ホ　小児医療（小児救急医療を含む。）

ヘ　イからホまでに掲げるもののほか、都道府県知事が当該都道府県における疾病の発生の状況等に照らして特に必要と認める医療

六　居宅等における医療の確保に関する事項

七　医師、歯科医師、薬剤師、看護師その他の医療従事者の確保に関する事項

八　医療の安全の確保に関する事項

九　主として病院の病床（次号に規定する病床並びに精神病床、感染症病床及び結核病床を除く。）及び診療所の病床の整備を図るべき地域的単位として区分する区域の設定に関する事項

十　二以上の前号に規定する区域を併せた区域であつて、主として厚生労働省令で定める特殊な医療を提供する病院の療養病床又は一般病床であつて当該医療に係るものの整備を図るべき地域的単位としての区域の設定に関する事項

十一　療養病床及び一般病床に係る基準病床数、精神病床に係る基準病床数、感染症病床に係る基準病床数並びに結核病床に係る基準病床数に関する事項

●夜間・早朝等加算

この夜間・早朝等加算は厚生労働大臣の定める施設基準を満たす診療所のみ算定することができます。

夜間・早朝等加算は診療時間内に算定することができる加算ですが、「午後6時（土曜日にあっては正午）から午前8時までの間（深夜及び休日を除く。）、休日又は深夜であって、当該保険医療機関が表示する診療時間内の時間において初診を行なった場合は、夜間・早朝等加算として、**50点**を所定点数に加算する。」とされています。

主旨としては、「病院勤務医の負担の軽減を図るため、軽症の救急患者を地域の身近な診療所において受け止めることが進むよう、診療所の夜間・早朝等の時間帯における診療を評価する」とされています。この文面からもわかるように、時間外等の時間に病院に患者が集中することを軽減することを目的として診療所の診療時間を長く設定している場合に加算することになります。この夜間・早朝等加算は診療の運営において極めて重要な加算であり、算定している医療機関は多くあります。

しかしながら、患者さんの視点からすると、診療時間内に算定される加算という部分が理解しにくいところであり、しばしば窓口で質問されることがあります。患者さんにご理解をいただくためには、窓口に説明を掲示するなどの工夫をしている診療所もありますので、受診した際に確認してみましょう。

ちなみに厚生労働省の重点課題として、病院勤務医の負担の軽減を図るということが挙げられています。統計上では、病院勤務医の業務がハードワークになることにより退職することも多く、病床運営や救急患者の受入に支障が出ている現実があります。このような点からも診療所の果たす役割は大きく、参考データにも記載したような基準をクリアし、積極的に算定していただきたい点数といえます。

〔参考データ〕

（1）１週間当たりの表示診療時間の合計が30時間以上の診療所である保険医療機関であること。なお、一定の決まった日又は決まった時間に行なわれる訪問診療の時間については、その実施する時間を表示している場合に限り、１週間当たりの表示診療時間に含めて差し支えない。

（2）（1）の規定にかかわらず、概ね月１回以上、当該診療所の保険医が、客観的に深夜における救急医療の確保のために診療を行なっていると認められる、次に掲げる保険医療機関に赴き夜間・休日の診療に協力している場合は、１週間当たりの表示診療時間の合計が27時間以上でよいこと。また、当該診療所が次のイ及びウの保険医療機関である場合も同様に取り扱うものであること。

ア　地域医療支援病院（医療法第４条第１項に規定する地域医療支援病院）

イ　救急病院等を定める省令（昭和39年厚生省令第８号）に基づき認定された救急病院又は救急診療所

ウ　「救急医療対策の整備事業について（昭和52年医発第692号）」に規定された保険医療機関又は地方自治体等の実施する救急医療対策事業の一環として位置づけられている保険医療機関

（３）（１）及び（２）の規定にかかわらず、表示診療時間とされる場合であって、当該診療所が常態として医師が不在となる時間（訪問診療に要する時間を除く。）は、１週間当たりの表示診療時間の合計に含めない。

（４）診療時間については、当該保険医療機関の建造物の外部かつ敷地内に表示し、診療可能な時間を地域に周知していること。なお、当該保険医療機関が建造物の一部を用いて開設されている場合は、当該保険医療機関の外部に表示していること。

２　届出に関する事項

夜間・早朝等加算の施設基準に係る取扱いについては、当該基準を満たしていればよく、特に地方厚生（支）局長に対して、届出を行なう必要はないこと。

●機能強化加算

機能強化加算は、施設基準の届け出が必要であり、すべての医療機関で算定できる加算ではありません。診療所を含む200床未満の病院で算定することができます。

趣旨としては、「外来医療における適切な役割分担を図り、より的確で質の高い診療機能を評価する観点から、かかりつけ医機能を有する医療機関における初診を評価するもの」とされています。

届け出を行なうためには24時間体制（24時間患者からの連絡体制等を確保している）が必要であり、診療所で医師が１名で対応している場合には届け出を行ないにくいといえます。しかしながら、今後の地域医療に対応していくためには、このような体制を整備することも視野に入れていく必要が生じてくる可能性が高いことから、届け出を行なう医療機関が増加することも考えられます。

挑戦してみよう！　初診料・練習問題　※答えは49ページに！

では、初診料の解説が概ね終わりましたので、練習問題を解き、理解を深めていきましょう。今回の練習問題は、実際の診療報酬明細書（レセプト）に記載する形になっていますので、次頁の記載要領と合わせて理解していきましょう。

【問題1】
（病院・内科）　4歳児の患者が午後9時に初診として来院した場合。（午後の診療時間は19時まで）

11	初　　診	時間外・休日・深夜	回		
12	再　　診	×	回		
	外来管理加算	×	回		
	時間外	×	回		
	休　　日	×	回		
	深　　夜	×	回		
13	医学管理				

【問題2】
（診療所・整形外科）　30歳の患者で診療時間内の初診の場合。

11	初　　診	時間外・休日・深夜	回		
12	再　　診	×	回		
	外来管理加算	×	回		
	時間外	×	回		
	休　　日	×	回		
	深　　夜	×	回		
13	医学管理				

【問題3】
（病院・内科）　40 歳の患者。診療時間内の初診の場合。（夜間・早朝等加算届出医療機関）

11	初　　診	時間外・休日・深夜	回		
12	再　　診	×	回		
	外来管理加算	×	回		
	時間外	×	回		
	休　　日	×	回		
	深　　夜	×	回		
13	医学管理				

【初診料・練習問題の参考データ】

診療報酬明細書＝レセプトの記載要領（初診料）

「初診」欄について（抜粋）

（ア）診療時間内の初診の場合には回数及び点数を記載し、時間外、休日又は深夜に該当する場合は、該当する文字を○で囲み、その回数及び点数を記載する。また、時間外加算の特例を算定した場合は、通常の時間外加算と同様に記載するとともに「摘要」欄に名称を、小児科を標榜する保険医療機関における夜間、休日又は深夜加算の特例を算定した場合は、通常の時間外、休日又は深夜加算と同様に記載するとともに「摘要」欄に名称を、夜間・早朝等加算を算定した場合は、通常の時間外加算と同様に記載するとともに「摘要」欄に名称をそれぞれ記載する。

（イ）６歳未満の乳幼児に対し初診を行なった場合は、当該加算を加算した点数を記載し、乳幼児加算等の表示は必要がない。

（ウ）機能強化加算を算定した場合は、当該加算を加算した点数を記載し、「摘要」欄に名称を記載する。

初診料・練習問題の解答

【問題 1】
（病院・内科）　4 歳児の患者が午後 9 時に初診として来院した場合。(午後の診療時間は 19 時まで)

11	初　　診	**時間外**・休日・深夜　1 回	488		
12	再　　診	×	回		
	外来管理加算	×	回		
	時　間　外	×	回		
	休　　日	×	回		
	深　　夜	×	回		
13	医学管理				

〔記入ポイント〕4 歳児の時間外の加算を算定します。点数欄のみの記載で、摘要欄には何も記載しません。

【問題 2】
（診療所・整形外科）　30 歳の患者で診療時間内の初診の場合。

11	初　　診	時間外・休日・深夜　1 回	288		
12	再　　診	×	回		
	外来管理加算	×	回		
	時　間　外	×	回		
	休　　日	×	回		
	深　　夜	×	回		
13	医学管理				

【問題 3】
（病院・内科）　40 歳の患者。診療時間内の初診の場合。（夜間・早朝等加算届出医療機関）

11	初　　診	**時間外**・休日・深夜　1 回	338	(11)	＊夜間早朝等加算　1 回
12	再　　診	×	回		
	外来管理加算	×	回		
	時　間　外	×	回		
	休　　日	×	回		
	深　　夜	×	回		
13	医学管理				

7 再診料の算定

先の初診料の項で触れましたが、初診に該当しない診察はすべて再診料を算定することになります。

したがって、算定頻度は初診料と比較すると多くなります。また初診料とは異なり、医療機関の規模によって算定する点数が異なったり、初診料ではなかった加算点数が多くありますので、注意が必要です。

ただし、多くの場合はコンピュータの判断で自動算定されることになりますので、入力者の判断で算定する項目を中心に理解を深めましょう。

再診料　点数一覧（抜粋）－①

病院（200床未満）・診療所		診療所・病院（200床未満）	診療所のみ加算 時間外対応加算	診療所のみ加算 明細書発行体制等加算	診療所のみ加算 地域包括診療加算
再診料	一般	**73点**	**1） 5点 2） 3点 3） 1点 （要届出）**	**1点**	**1）25点 2）18点 （要届出）**
	6歳未満	**111点** （73＋38）			

外来管理加算	**52点**

＊電話再診時は算定不可

＊下記の診療行為があったときは算定不可

・医学管理………慢性疼痛疾患管理料（診療所のみ）

・精神科専門療法………全項目

・検査（生体検査）…超音波検査等、脳波検査等、神経・筋検査、耳鼻咽喉科学的検査、眼科学的検査、負荷試験等、ラジオアイソトープを用いた諸検査、内視鏡検査

・処置、手術、麻酔……………全項目

・リハビリテーション…………全項目

・放射線治療…………………全項目

時間外加算等	区　分	時間外	休　日	深　夜
	一般	**65点**	**190点**	**420点**
	6歳未満 （時間外等の場合は再診料に乳幼児加算はしない〔**72点**を算定〕）	**135点**	**260点**	**590点**

病院（200床以上）

	区　分	時　間　内
外来診療料	一般	**74点**
	6歳未満	**112点** （74＋38）

＊上記一覧表は、所定点数＋年齢に対する加算の合計を記載
＊時間外・休日・深夜に受診している場合は下記を加算する

	区　分	時間外	休　日	深　夜
時間外加算等	一般	**65点**	**190点**	**420点**
	6歳未満	**135点**	**260点**	**590点**

算定上の注意
＊外来診療料を算定する場合は、外来管理加算の算定は不可
＊200床以上の医療機関で電話による再診が行なわれた場合、外来診療料の算定不可
＊下記の診療行為は外来診療料を算定した同日は算定不可
　検査……尿検査（D000～D002-2までに掲げるもの）
　　　　　糞便検査（D003に掲げるもの）
　　　　　血液形態・機能検査
　　　　　（D005にかかげるもののうち、9.ヘモグロビンA1c（HbA1c）12.デオキシチミジンキナーゼ（TK）活性、ターミナルデオキシヌクレオチジルトランスフェラーゼ（TdT）、骨髄像及び造血器腫瘍細胞抗原検査（一連につき）を除く

　処置……創傷処置１及び２
　　　　　（1　100平方センチメートル未満のもの）
　　　　　（2　100平方センチメートル以上500平方センチメートル未満のもの）
　　　　　皮膚科軟膏処置1
　　　　　（1　100平方センチメートル以上500平方センチメートル未満のもの）
　　　　　膀胱洗浄、腟洗浄、眼処置、睫毛抜去、耳処置、耳管処置、鼻処置、口腔・咽頭処置、間接喉頭鏡下喉頭処置、ネブライザー、超音波ネブライザー、介達牽引、消炎鎮痛等処置

8　再診料が算定できない場合

初診料以外の診察は再診料を算定すると述べましたが、診察に該当せず、初診料も再診料も算定することができない場合があります。

・初診または再診時に行なった検査、画像診断の結果のみを聞きに来た場合
・往診等の後に薬剤のみを取りに来た場合
・初診または再診の際に検査、画像診断、手術等を行なう必要があったが、いったん帰宅し、後刻または後日に検査、画像診断、手術等を受けに来た場合

このようなケースでは診察に該当せず、再診料を算定することはできません。

9　再診料の所定点数と外来診療料の算定

初診料（所定点数）では医療機関によって算定点数が異なるということはありませんでしたが、再診料では下記のように異なります。

●診療所及び200床未満の病院　　**再診料　73点**
●200床以上の病院　　**外来診療料　74点**

このような点数が設定されていますが、200床以上の病院では、再診料という名称ではなく外来診療料という名称で診察料を算定します。

外来診療料を算定する場合は、他の診療料（検査や処置）の取り扱いが再診料を算定する場合とは異なりますので、詳しくみていきましょう。

◉外来診療料の算定

200床以上の病院における再診は外来診療料として**74点**を算定しますが、200床未満の病院及び診療所と比較すると**1点高くなっています**。

一見、200床以上の医療機関は優遇されているように見受けられますが、外来診療料と合わせて算定できない診療行為があります。

●外来診療料に含まれる診療行為

・検査……尿検査（尿中一般物質定性半定量検査、尿中特殊物質定性定量検査、尿沈渣鏡検法、尿沈渣フローサイトメトリー法）
・糞便検査
・血液検査……血液形態・機能検査（赤血球沈降速度測定、網赤血球数、末梢血液像自動機械法、好酸球数、末梢血液一般、末梢血液像鏡検法等）※抜粋
・処置……創傷処置１及び２
（1　100平方センチメートル未満のもの）
（2　100平方センチメートル以上500平方センチメートル未満のもの）
・皮膚科軟膏処置１、膀胱洗浄、腟洗浄、眼処置、睫毛抜去、耳処置、耳管処置、鼻処置、口腔・咽頭処置、間接喉頭鏡下喉頭処置、ネブライザー、超音波ネブラ

イザー、介達牽引、消炎鎮痛等処置

上記のような診療行為は外来診療料算定時には算定することができません。ただし、ここで注意しなければならないのは、200床以上の医療機関では上記のような診療行為が一切算定できないということではないという点です。

200床以上の医療機関でも初診時において上記の診療が行なわれた場合は、通常通り算定することができます。この辺りの趣旨は、そもそも病院とは入院医療を中心に行なう目的があり、外来は比較的小規模な医療機関が担当するという考え方があります。このような観点から、200床以上の規模の大きな医療機関の外来は小規模な医療機関からの紹介患者等を中心に診療を行なうことになり、紹介患者の場合は、上記のような検査は既に実施されていることが多く、紹介状（診療情報提供書）と合わせて検査結果等も持参している可能性が高くなります。したがって、外来診療料を算定する際に上記のような診療行為を行なう必要性が低いともいえます。

このようなことは、200床以上の医療機関への受診についても制約があります。200床以上の医療機関の外来を受診する際は、下記のようなルールが示されています。

【病院の初診に関する基準】

病院と診療所の機能分担の推進を図る観点から、他の保険医療機関等からの紹介無しに一般病床の数が200床以上の病院を受診した患者については、自己の選択に係るものとして、初診料を算定する初診に相当する療養部分についてその費用を患者から徴収することができる。　　　（中略）

初診に係る特別の料金を徴収しようとする場合は、患者への十分な情報提供を前提として、患者の自由な選択と医師があった場合に限られるものであり、当該情報提供に資する観点から、「他の保険医療機関等からの紹介によらず、当該病院に直接来院した患者については初診に係る費用として○○○○円を徴収する。ただし、緊急その他やむを得ない事情により、他の保険医療機関からの紹介によらず来院した場合にあってはこの限りでない」旨を病院の見やすい場所に患者にとってわかりやすく明示する。　　　（以下省略）

200床以上の初診については、このように定められています。

この内容からわかる通り、救急車等で搬送された場合は、自己の選択にならず

200床以上の病院に初診でかかっても保険診療以外の別途料金は徴収されないが、それ以外の場合で、紹介状を持たずに200床以上の病院に初診でかかった場合は選定療養費として別途費用を徴収されることになります。特定機能病院や400床以上の地域医療支援病院についても同様の内容が定められており、医科（歯科ではない病院）では5000円を徴収することになっています。再診に関しても同様に下記の通り定められています。

【病院の再診に関する基準】

病院と診療所の機能分担の推進を図る観点から、他の病院又は診療所に対し文書による紹介を行なう旨の申し出を行なったにもかかわらず、当該病院を受診した患者については、自己の選択に係るものとして、外来診療料又は再診料に相当する療養部分についてその費用を患者から徴収することができる。

(中略)

再診に係る特別の料金を徴収しようとする場合は、患者への十分な情報提供を前提とされるものであり、当該情報提供に資する観点から、必要な情報を病院の見やすい場所に患者にとってわかりやすく明示する。　(以下省略)

皆さんもご経験があるかもしれませんが、上記のような理由以外で、自己の選択として200床以上の医療機関に受診した場合は、**保険外併用療養費**として保険診療の一部負担金とは別に費用を支払うことになります。

なお、外来診療料を算定する際は下記の項目も診療報酬制度に定められていますので、併せて確認しておきましょう。

【外来診療料の算定ポイント】

・特定機能病院及び許可病床数が400床以上の地域医療支援病院であって、初診の患者に占める他の病院又は診療所等からの文書による紹介があるものの割合等が低いもの（＊1）において、別に他院に紹介する旨の申出を行なったにもかかわらず当院を受診した患者に対して再診を行なった場合には**55点**を算定します。

・病院である保険医療機関（許可病床数が400床以上である病院（特定機能病院及び地域医療支援病院を除く）に限る）であって、初診の患者に占める他の病院又は診療所等からの文書による紹介があるものの割合等が低いものにおいて（＊2）、別に厚生労働大臣が定める患者に対して再診を行なった場合には**55点**を算定します。

・当該保険医療機関における医療用医薬品の取引価格の妥結率が５割以下の保険医療機関において再診を行なった場合には**55点**を算定します。

＊１　前年度１年間の紹介率の実績が50％未満かつ逆紹介率の実績が50％未満

＊２　前年度１年間の紹介率の実績が40％未満かつ逆紹介率の実績が30％未満

【外来診療料算定の留意点】

・外来診療料に含まれる検査を実施した場合に発生する判断料・採血料は、別に算定することができます。

・外来診療料に含まれる処置を実施した場合に使用した薬剤・特定保険医療材料・処置医療機器等加算に係る費用は、別に算定することができます。

・200床以上の医療機関において、再診時には算定できない診療行為に挙げられる処置・検査が、初診時に実施された場合は、200床未満の医療機関と同様に処置・検査の費用を別途算定することができます。ただし同日複数科初診料**144点**（前ページの「外来診療料の算定ポイント」に規定される医療機関においては**107点**）を算定した場合には外来診療料に含まれ算定できません。

・同一保険医療機関において、同一日に他の傷病について、別の診療料を再診として受診した場合は、２つ目の診療料に限り**37点**（前ページの「外来診療料算定ポイント」に規定する場合にあっては、**27点**）を算定する。

・電話等による再診の場合は算定できません。

10 電話による再診と同日再診

診療所及び200床未満の病院では電話で療養上の指示等を受けた場合、再診料を算定することになります。200床以上の病院ではこのような電話再診という点数は設定されていませんので注意しましょう。

これは、病気の変化について医学的な意見を述べるわけですから、再診と同様に扱います。

後ほど、再診料の加算について解説しますが、年齢や時間帯に関する加算は算定できますが、外来管理加算、地域包括診療加算及び認知症地域包括診療加算は算定できません。

次に複数診療科受診についてですが、同一保険医療機関において同一日に他の傷病について別の診療科で再診を行なった場合は、２つ目の診療科に限り**37点**を算定できます。

ただし、当該保険医療機関（許可病床数が200床以上である病院に限る）における医療用医薬品の取引価格の妥結率が５割以下の保険医療機関において再診を行なった場合には、**27点**を算定します。

次に同日再診ですが、例えば午前中に受診した患者が、午後になってまた具合が悪くなり再び受診する場合があります。このような同日に再度受診することを**「同日再診」**といいます。初診を行ない、いったん帰宅した後に、また具合が悪くなり同日に再度受診した場合は、１回目の診察は初診料を算定し、２回目の診察は再診料を算定することになります。ただし、２回目の診察が１回目の診察と一連であると判断される場合は、再診料を算定することはできませんので注意しましょう。

11 再診料、外来診療料の加算

乳幼児加算、時間外加算、休日加算、深夜加算、時間外特例医療機関加算、夜間・早朝等加算については、初診料の項で説明した内容と考え方は同じです。ただし、加算点数は初診料算定時とは異なりますので、先の点数一覧で確認をしてください。初診料で設定されていなかった加算としては下記のようなものがあります。

- **外来管理加算（診療所及び200床未満の病院のみ）**
- **時間外対応加算（診療所のみ）**
- **明細書発行体制等加算（診療所のみ）**
- **地域包括診療加算（診療所のみ）**
- **認知症地域包括診療加算（診療所のみ）**
- **薬剤適正使用連携加算**

このような加算がありますが、特に外来管理加算が理解しにくい項目になりますので、順に確認していきましょう。

●外来管理加算の考え方

外来管理加算は算定要件から診療科間の算定格差を調整するような働きがあると思われますが、算定の詳細は次のようになります。

・再診時に、慢性疼痛疾患管理・厚生労働大臣が定める検査・処置・手術・麻酔・リハビリテーション・精神科専門療法・放射線治療を行なわなかった場合には、外来管理加算を加算する。
・電話再診の場合は、外来管理加算は加算できない。
・簡単な症状の確認を行なったのみで継続処方の場合は算定不可。

上記のように再診時の診療内容によって算定できる場合と算定できないケースがありますので、どのようなケースが算定できるのか理解を深めましょう。なお、200床以上の病院においては外来管理加算が設定されていませんので、算定することはできません。

●時間外対応加算

時間外対応加算は診療所のみで算定が認められる再診料の加算です。時間外と表記されていることから時間外加算と混同する方が多いですが、時間外の診療を評価したものではなく、時間外の体制整備をしていることを評価した加算となります。時間外対応加算は施設基準の届け出が必要な加算になりますが、クリアしないといけない要件は下記になります。

（1）診療所であること。　〈H30 保医発0305第2号〉
（2）標榜時間外において、患者からの電話等による問い合わせに応じる体制を整備するとともに、対応者、緊急時の対応体制、連絡先等について、院内掲示、連絡先を記載した文書の配布、診察券への記載等の方法により患者に対し周知していること。　〈H30 保医発0305第2号〉

・時間外対応加算１に関する施設基準

診療所を継続的に受診している患者からの電話等による問い合わせに対し、原則として当該診療所において、常時対応できる体制がとられていること。

また、やむを得ない事由により、電話等による問い合わせに応じることができなかった場合であっても、速やかに患者にコールバックすることができる体制がとられていること。　〈H30 保医発0305第2号〉

・時間外対応加算２に関する施設基準

（1）診療所を継続的に受診している患者からの電話等による問い合わせに対し、標榜時間外の夜間の数時間は、原則として当該診療所において対応できる体制がとられていること。また、標榜時間内や標榜時間外の夜間の数時間に、やむを得ない事由により、電話等による問い合わせに応じることができなかった場合であっても、速やかに患者にコールバックすることができる体制がとられていること。　〈H30 保医発0305第2号〉
（2）休診日、深夜及び休日等においては、留守番電話等により、地域の救急医療機関等の連絡先の案内を行なうなど、対応に配慮すること。　〈H30 保医発0305第2号〉

・時間外対応加算３に関する施設基準

（1）診療所（連携している診療所を含む。）を継続的に受診している患者からの電話等による問い合わせに対し、複数の診療所による連携により対応する体制がとられていること。〈H30 保医発0305第2号〉

（2）当番日については、標榜時間外の夜間の数時間は、原則として当該診療所において対応できる体制がとられていること。また、標榜時間内や当番日の標榜時間外の夜間の数時間に、やむを得ない事由により、電話等による問い合わせに応じることができなかった場合であっても、速やかに患者にコールバックすることができる体制がとられていること。〈H30 保医発0305第2号〉

（3）当番日以外の日、深夜及び休日等においては、留守番電話等により、当番の診療所や地域の救急医療機関等の案内を行なうなど、対応に配慮すること。〈H30 保医発0305第2号〉

（4）複数の診療所の連携により対応する場合、連携する診療所の数は、当該診療所を含め最大で３つまでとすること。〈H30 保医発0305第2号〉

5　届出に関する事項

時間外対応加算に係る届出は、別添７の様式２を用いること。なお、当該加算の届出については実績を要しない。〈H30 保医発0305第2号〉

上記、下線の箇所を見てもわかる通り、時間外の問い合わせに対応できる体制を構築することが条件になっています。このことから時間外等の加算とは主旨が異なることがわかると思います。

この加算は上記のような施設基準をクリアし届け出を行なっている診療所にて算定することができますが、再診料を算定する全患者に対して算定することができます。したがって診療所の収益上効果的な加算になりますが、24時間問い合わせに対応する体制を整備することはコストもかかり申請のハードルが高いといえます。現在では、在宅医療（訪問診療）を担当する診療所の申請が多くなっていますが、今後、申請する診療所は増加すると思われます。実務においては、施設基準の届け出ができた時点で、電子カルテ等に登録しますので、再診料を算定した際に自動的に加算されますので、算定漏れは起こらない加算といえます。

●明細書発行体制等加算

この加算も診療所にのみ算定が認められ、施設基準をクリアしていることが算定要件になります。皆さんもご経験があると思いますが、数年前から診療にまつわる一部負担金を支払った際、レシートではなく内容のわかるような詳しい明細書を受け取られていると思います。この発行にまつわる加算が明細書発行体制等加算になります。施設基準は下記になります。

（1）診療所であること。　〈H30 保医発0305第2号〉
（2）電子情報処理組織を使用した診療報酬請求又は光ディスク等を用いた診療報酬請求を行なっていること。　〈H30 保医発0305第2号〉
（3）算定した診療報酬の区分・項目の名称及びその点数又は金額を記載した詳細な明細書を患者に無料で交付していること。また、その旨の院内掲示を行なっていること。　〈H30 保医発0305第2号〉
2　届出に関する事項
明細書発行体制等加算の施設基準に係る取扱いについては、当該基準を満たしていればよく、特に地方厚生（支）局長に対して、届出を行なう必要はないこと。　〈H30 保医発0305第2号〉

以上になりますが、現在は敢えて届け出は必要なく、条件をクリアしていれば算定が認められます。上記の条件の中で「電子情報処理組織を使用した診療報酬請求または光ディスク等を用いた診療報酬請求を行なっていること」とありますが、これはレセプトの請求をオンラインで行なっていることが一般的です。

以前は紙レセプトで審査支払機関に提出していましたが、昨今ではインターネットを利用してレセプトを電算化し、オンライン請求するようになりました。ほとんどの医療機関はこの請求方法をとっていることから、診療所の再診時にはこの加算がセットになっているともいえます。実務においては、電子カルテ等に登録されていますので、再診料を算定した際に自動的に加算されます。

その他にも地域診療包括加算、認知症地域包括診療加算、薬剤適正使用連携加算などがありますが、本書では解説を省略します。より詳しく知りたい場合は、診療報酬点数表等で確認してみましょう。

12 オンライン診療料の算定

対面による診察が原則ですが、様々な事情から医療機関に通院することができない患者のために遠隔にて診療を行なうことができるようになっています。都市部では医療機関が多く存在しますので一見必要ないようにも思われますが、医療機関が少ないエリアではこのような遠隔診療のニーズも高く、今後算定する医療機関が増加していくと思われます。オンライン診療料の算定は下記のようになります。

●オンライン診療料（月１回）　71点

注）

１　別に厚生労働大臣が定める施設基準に適合しているものとして地方厚生局長等に届け出た保険医療機関において、継続的に対面による診察を行なっている患者であって、別に厚生労働大臣が定めるものに対して、情報通信機器を用いた診察を行なった場合に、患者１人につき月１回に限り算定する。ただし、連続する３月は算定できない。

２　区分番号Ａ０００に掲げる初診料、区分番号Ａ００１に掲げる再診料、区分番号Ａ００２に掲げる外来診療料、区分番号Ｃ００１に掲げる在宅患者訪問診療料（Ⅰ）又は区分番号Ｃ００１－２に掲げる在宅患者訪問診療料（Ⅱ）を算定する月は、別に算定できない。

３　別に厚生労働大臣が定める地域に所在する保険医療機関において、医師の急病等やむを得ない事情により診療の実施が困難となる場合であって、当該保険医療機関が、同一の二次医療圏（医療法第30条の４第２項第12号に規定する区域をいう。）に所在する注1に規定する施設基準に適合しているものとして地方厚生局長等に届け出た他の保険医療機関に依頼し、情報通信機器を用いて初診が行なわれた場合に、患者1人につき月１回に限り算定する。

通知）※以下抜粋（詳細は、厚生労働省HPにある「診療報酬の算定方法の一部改正に伴う実施上の留意事項について」を参照してください）

（1）オンライン診療料は、対面診療の原則のもとで、対面診療と、ビデオ通話が可能な情報通信機器を活用した診療（以下「オンライン診療」という）を組み合わせた診療計画を作成し、当該計画に基づいて計画的なオンライン診療を行った場合に、患者１人につき月１回に限り算定できる。なお、当該診療計画に基づかない他の傷病に対する診療は、対面診療で行うことが原則であり、オンライン診療料は算定できない。

（２）オンライン診療は、（１）の計画に基づき、対面診療とオンライン診療を組み合わせた医学管理のもとで実施されるものであり、連続する3月の間に対面診療が１度も行われない場合は、算定することはできない。また、対面診療とオンライン診療を同月に行った場合は、オンライン診療料は算定できない。

（３）オンライン診療料が算定可能な患者は、次に掲げる患者に限るものとする。

ア　区分番号「Ｂ０００」特定疾患療養管理料、「Ｂ００１」の「５」小児科療養指導料、「Ｂ００１」の「６」てんかん指導料、「Ｂ００１」の「７」難病外来指導管理料、「Ｂ００１」の「27」糖尿病透析予防指導管理料、「Ｂ００１-２-９」地域包括診療料、「Ｂ００１-２-10」認知症地域包括診療料、「Ｂ００１-３」生活習慣病管理料、「Ｃ００２」在宅時医学総合管理料又は「Ｉ０１６」精神科在宅患者支援管理料　(以下「オンライン診療料対象管理料等」という) の算定対象となる患者で、オンライン診療料対象管理料等を初めて算定した月から３月以上経過し、かつ、オンライン診療を実施しようとする月の直近３月の間、オンライン診療料対象管理料等の対象となる 疾患について、毎月対面診療を受けている患者（直近２月の間にオンライン診療料の算定がある場合を除く）。

イ　区分番号「Ｃ１０１」に掲げる在宅自己注射指導管理料を算定している糖尿病、肝疾患（経過が慢性なものに限る）又は慢性ウイルス肝炎の患者であって、当該疾患に対する注射薬の自己注射に関する指導管理を最初に行った月から３月以上経過し、かつ、オンライン診療を実施しようとする月の直近３月の間、当該疾患について、毎月対面診療を受けている患者（直近２月の間にオンライン診療料の算定がある場合を除く）。

ウ　事前の対面診療、ＣＴ撮影又はＭＲＩ撮影及び血液学的検査等の必要な検査を行った上で一次性頭痛であると診断されており、病状や治療内容が安定しているが、慢性的な痛みにより日常生活に支障を来すため定期的な通院が必要な患者（以下「頭痛患者」という）であって、当該疾患に対する対面診療を最初に行った月から３月以上経過し、かつ、オンライン診療を実施しようとする月の直近３月の間、当該疾患について、毎月対面診療を受けている患者（直近２月の間にオンライン診療料の算定がある場合を除く）。

（４）オンライン診療は、日常的に通院又は訪問による対面診療が可能な患者を対象として、 患者の同意を得た上で、対面診療とオンライン診療を組み合わせた診療計画（対面による 診療の間隔は3月以内のものに限る）を作成した上で実施すること。

（5）患者の急変時等の緊急時には、原則として、当該医療機関が必要な対応を行うこと。ただし、夜間や休日など当該医療機関でやむを得ず対応できない場合については、患者が速やかに受診できる医療機関において対面診療を行えるよう、事前に受診可能な医療機関を患者に説明した上で、当該計画の中に記載しておくこととして差し支えない。

（6）当該計画に沿った計画的なオンライン診療を行った際には、当該診療の内容、診療を行った日、診療時間等の要点を診療録に記載すること。

（7）オンライン診療を行う医師は、オンライン診療料の対象となる管理料等を算定する際に診療を行った医師又は頭痛患者に対する対面診療を行った医師と同一のものに限る。

（8）オンライン診療を行う際には、厚生労働省の定める情報通信機器を用いた診療に係る指針に沿って診療を行う。

（9）オンライン診療は、当該保険医療機関内において行う。「基本診療料の施設基準等及びその届出に関する手続きの取扱いについて」の「別添３」の「別紙２」に掲げる医療を提供しているが医療資源の少ない地域及び当該地域に準じる地域（以下この項において「医療資源の少ない地域等」という）に所在する保険医療機関又は「へき地保健医療対策事業について」（平成13年５月16日医政発第529号）に規定するへき地医療拠点病院（以下（9）において、「医療資源の少ない地域等に所在する保険医療機関等」という）において、当該保険医療機関で専門的な医療を提供する観点から、「基本診療料の施設基準等」第三の八の二の（1）に定める施設基準に適合しているものとして地方厚生（支）局長に届け出た他の保険医療機関の医師が継続的な対面診療を行っている患者であって、「基本診療料の施設基準等」第三の八の二の（2）に定めるものに限り、医師の判断により当該他の保険医療機関内においてオンライン診療を行ってもよい。なお、この場合の診療報酬の請求については、医療資源の少ない地域等に所在する保険医療機関等において行うこととし、当該診療報酬の分配は相互の合議に委ねる。

（10）～（19）省略

〔用語の解説〕

※**区分番号**とは診療報酬点数早見表に示されている番号のこと。

例、初診料　A000、再診料　A001、外来診療料　A002 等。

遠隔診療について詳しく確認したい方は厚生労働省ホームページのオンライン診療の適切な実施に関する指針を参照してください。

挑戦してみよう！ 再診料・練習問題 ※答えは68ページに！

再診料の練習問題を解き、理解を深めていきましょう。今回の練習問題は、実際の診療報酬明細書（レセプト）に記載する形になっていますので、記載要領と合わせて理解していきましょう。

【問題1】
（診療所・内科）30歳の患者が糖尿病のため再診。診察と投薬を実施。

11	初　　診	時間外・休日・深夜		回		
12	再　　診		×	回		
	外来管理加算		×	回		
	時間外		×	回		
	休　　日		×	回		
	深　　夜		×	回		
13	医学管理					

【問題2】
（250床病院・内科）　20歳の患者で休日の午後11時に急性気管支炎で再診の場合。診察、投薬、画像診断を実施。

11	初　　診	時間外・休日・深夜		回		
12	再　　診		×	回		
	外来管理加算		×	回		
	時間外		×	回		
	休　　日		×	回		
	深　　夜		×	回		
13	医学管理					

【問題3】
（診療所・整形外科）　60歳の患者。診療時間内の再診で、処置を行なった場合。（明細書発行体制等加算届出医療機関）

11	初　　診	時間外・休日・深夜		回		
12	再　　診		×	回		
	外来管理加算		×	回		
	時間外		×	回		
	休　　日		×	回		
	深　　夜		×	回		
13	医学管理					

【再診料・練習問題の参考データ】

診療報酬明細書＝レセプトの記載要領（再診料）

「再診」欄について（抜粋）

（ア）外来診療料及びオンライン診療料については、本欄に所要の事項を記載すること。

（イ）再診及び外来管理加算の項には、回数及び合計点数を記載すること。

（ウ）時間外、休日、深夜の項には、それぞれの回数及び加算点数を別掲すること。また、時間外加算の特例を算定した場合は通常の時間外加算と同様に記載するとともに「摘要」欄に名称を、小児科を標榜する保険医療機関における夜間、休日又は深夜加算の特例を算定した場合は、通常の時間外、休日又は深夜加算と同様に記載するとともに「摘要」欄に名称を、夜間・早朝等加算を算定した場合は通常の時間外と同様に記載するとともに「摘要」欄に名称をそれぞれ記載すること。

（エ）乳幼児加算を算定した場合は、再診の項に再診料に当該加算を加算した点数を記載し、乳幼児加算の表示は必要がないこと。

（オ）時間外対応加算を算定した場合には、再診の項に当該加算を加算した点数を記載し、「摘要」欄に名称を記載すること。

（カ）明細書発行体制等加算を算定した場合には、再診の項に当該加算を加算した点数を記載し、「摘要」欄に名称を記載すること。

（キ）地域包括診療加算、認知症地域包括診療加算又は薬剤適正使用連携加算を算定した場合には、再診の項に当該加算を加算した点数を記載し、「摘要」欄に名称を記載すること。

再診料・練習問題の解答

【問題 1】
(診療所・内科)30 歳の患者が糖尿病のため再診。診察と投薬を実施。

11	初　　診	時間外・休日・深夜		回		
12	再　　診	73×	1	回	73	
	外来管理加算	52×	1	回	52	
	時　間　外	×		回		
	休　　日	×		回		
	深　　夜	×		回		
13	医学管理					

〔解説〕診療所の時間内に再診のため、73 点を算定。診療内容が診察と投薬のため外来管理加算の算定要件を満たしていますので、52 点を算定します。

【問題 2】
(250 床病院・内科)　20 歳の患者で休日の午後 11 時に急性気管支炎で再診の場合。診察、投薬、画像診断を実施。

11	初　　診	時間外・休日・深夜		回		
12	再　　診	74×		回	74	
	外来管理加算	×		回		
	時　間　外	×		回		
	休　　日	×		回		
	深　　夜	420×		回	420	
13	医学管理					

〔解説〕200 床以上の医療機関での再診のため、外来診療料を算定します。

【問題 3】
(診療所・整形外科)　60 歳の患者。診療時間内の再診で、処置を行なった場合。(明細書発行体制等加算届出医療機関)

11	初　　診	時間外・休日・深夜	1	回		⑫	*明
12	再　　診	74×	1	回	74		
	外来管理加算	×		回			
	時　間　外	×		回			
	休　　日	×		回			
	深　　夜	×		回			
13	医学管理						

〔解説〕＊診療所の再診のため 74 点を算定します。
＊診療行為に処置がありますので、外来管理加算は算定することができません。
＊明細書発行体制等加算を算定した場合は、摘要欄に記載します。

第3章

特掲診療料の算定について見ていこう！〈医学管理等・投薬・注射〉

1 【医学管理等】特掲診療料の算定の基礎知識

第３章では特掲診療料の算定を見ていきましょう。

第２章でも触れたように診療報酬体系は基本診療料と特掲診療料に分類されています。

まずは、医学管理等をみていきます。特掲診療料を算定していく上で、まず確認しなければいけないのは、特掲診療料の通則になります。

通知）

＜通則＞

１　第１部に規定する特定疾患療養管理料、ウイルス疾患指導料、小児特定疾患カウンセリング料、小児科療養指導料、てんかん指導料、難病外来指導管理料、皮膚科特定疾患指導管理料、慢性疼痛疾患管理料、小児悪性腫瘍患者指導管理料及び耳鼻咽喉科特定疾患指導管理料並びに第２部第２節第１款の各区分に規定する在宅療養指導管理料及び第８部精神科専門療法に掲げる心身医学療法は特に規定する場合を除き同一月に算定できない。

２　算定回数が「週」単位又は「月」単位とされているものについては、特に定めのない限り、それぞれ日曜日から土曜日までの１週間又は月の初日から月の末日までの１か月を単位として算定する。

【特掲診療料の算定のポイント】

上記が特掲診療料の通則になりますが、特掲診療料とはレセプト区分13～80までを指していますので、レセプト区分13に該当する項目のみが対象になっているのではありません。特にアンダーライン部分の通知・通則の１と２がポイントになります。

・ポイントその１

まず１ですが、いわゆる重複算定の解釈になります。

・特定疾患療養管理料（13）
・ウイルス疾患指導料（13）
・小児特定疾患カウンセリング料（13）
・小児科療養指導料（13）
・てんかん指導料（13）
・難病外来指導管理料（13）
・皮膚科特定疾患指導管理料（13）
・慢性疼痛疾患管理料（13）
・小児悪性腫瘍患者指導管理料（13）
・耳鼻咽喉科特定疾患指導管理料（13）
・在宅療養指導管理料（14）
・精神科専門療法に掲げる心身医学療法（80）

は特に規定する場合を除き同一月に算定できない、とされています。

※（　）内はレセプト区分

これからみていく医学管理等では、特定疾患療養管理料という生活習慣病等に対する日常生活上の指導管理の算定を中心に考えていくことになりますが、この特定疾患療養管理料と同一月に重複して算定することができない項目がこれだけあります。

これ以外にも各点数の「注」に規定されているものなどもあり、例えば在宅・通院精神療法なども特定疾患療養管理料とは同一月に合わせて算定することができなくなっています。

・ポイントその２

次に２ですが、ここでいう同一月の解釈が記載されています。算定回数が「週」単位又は「月」単位とされているものについては、特に定めのない限り、それぞれ日曜日から土曜日までの１週間または月の初日から月の末日までの１か月を単位として算定する、と定められています。

特に多いのは月に何回という算定ルールが定められているものが多くありますので、この通知・通則の解釈を覚えておきましょう。では、レセプト区分13の医学管理等からみていきます。

医学管理等（レセプト区分13） 点数一覧（抜粋）-① 【外来】

項目		略称	点数	算定用件等	重複算定：特	ウ	薬	悪	てんかん	皮膚	外栄	集栄
特定疾患療養管理料	病院（100床以上200床未満）	特	87点	月2回を限度 初診または退院の日から1月以内は算定不可 （対象疾患は77～78ページ参照）	／	×	○	○	×	×	○	○
	病院（100床未満）		147点									
	診療所		225点									
ウイルス疾患指導料	イ　ウイルス疾患指導料1	ウ1	240点	イ．1回のみ（肝炎ウイルス疾患・成人T細胞白血病）	×	／	○	○	×	×	○	○
	ロ　ウイルス疾患指導料2	ウ2	330点	ロ．月1回（後天性免疫不全症候群）厚生労働大臣の定める施設基準適合届出医療機関は220点加算								
特定薬剤治療管理料1	ジキタリス製剤　初回月	薬1 記号・初回年月記載	750点	（心疾患）月1回 急速飽和完了日は1回に限り740点を算定 血中濃度測定・採血に係る費用は含まれる	○	○	／	○	○	○	○	○
	2～3月目		470点									
	4月目以降		235点									
	抗てんかん剤　初回月		750点	（てんかん） 月1回 血中濃度測定・採血に係る費用は含まれる	○	○	／	○	○	○	○	○
	2～3月目		470点									
	4月目以降		470点									
	テオフィリン製剤　初回月		750点	（気管支喘息等） 月1回 血中濃度測定・採血に係る費用は含まれる	○	○	／	○	○	○	○	○
	2～3月目		470点									
	4月目以降		235点									
悪性腫瘍特異物質治療管理料	尿中BTAに係るもの	悪	220点	月1回 初回月は150点加算（その他のもののみ） 注）・別に厚生労働大臣が定める基準を満たす医療機関において算定する。	○	○	○	／	○	○	○	○
	その他のもの　1項目		360点									
	その他のもの　2項目以上		400点									
てんかん指導料		てんかん	250点	月1回 初診または退院の日から1月以内は算定不可	×	×	○	○	／	×	○	○

項　目		略　称	点　数	算定用件等	重複算定							
					特	ウ	薬	悪	てんかん	皮膚	外栄	集栄
皮膚科 特定疾患 指導管理料	（Ⅰ）	皮膚（Ⅰ）	250点	(Ⅰ) 月1回（天疱瘡など） 初診または退院の日から 1 月以内は算定不可	×	×	○	○	×		○	○
	（Ⅱ）	皮膚（Ⅱ）	100点	(Ⅱ) 月1回（帯状疱疹・蕁麻疹など） 初診または退院の日から 1 月以内は算定不可								
外来栄養 食事指導料1	初回	外栄1	260点	初回月2回、その他月1回 1回の指導は初回30分以上、2回目以降20分以上必要 管理栄養士は非常勤も可 注）・別に厚生労働大臣が定める基準を満たす医療機関において算定する	○	○	○	○	○	○		○
	2回目以降		①対面で行った場合200点 ②情報通信機器を用いた場合180点									
集団栄養 食事指導料		集栄	80点	月1回 1回の指導は 15 人以下 40 分以上必要 管理栄養士は非常勤でも可 注）・別に厚生労働大臣が定める基準を満たす医療機関において算定する。	○	○	○	○	○	○	○	
乳幼児育児 栄養指導料		乳栄	130点	初診時のみ 小児科標榜 小児科の担当医が3歳未満の乳幼児の育児、栄養その他療養上必要な指導を行った場合に算定								
診療情報 提供料	（Ⅰ）	情　Ⅰ （算定日）	250点	保険医療機関⇒保険医療機関・市町村・指定居宅介護支援所、保険薬局等。 紹介先ごと毎月1回。								
	（Ⅱ）	情　Ⅱ （算定日）	500点	保険医療機関が治療法の選択等について第三者の意見を求める患者の要望を受け入れて他の保険医療機関を紹介した場合（セカンドオピニオン）								
薬剤情報 提供料		薬情	10点	原則月1回 処方した薬剤の名称を患者の求めに応じて手帳に記載した場合に加算…3点 処方内容に変更があった場合はその都度算定可　＊処方日数変更のみは不可								

2 特定疾患療養管理料の算定要件

●特定疾患療養管理料

・診療所　　225点

・許可病床数が100床未満の病院の場合　　147点

・許可病床数が100床以上200床未満の病院の場合　　87点

注）

1　別に厚生労働大臣が定める疾患を主病とする患者に対して、治療計画に基づき療養上必要な管理を行なった場合に、月２回に限り算定する。

2　区分番号Ａ０００に掲げる初診料を算定する初診の日に行なった管理又は当該初診の日から１月以内に行なった管理の費用は、初診料に含まれるものとする。

3　入院中の患者に対して行なった管理又は退院した患者に対して退院の日から起算して１月以内に行なった管理の費用は、第１章第２部第１節に掲げる入院基本料に含まれるものとする。

4　第２部第２節第１款在宅療養指導管理料の各区分に掲げる指導管理料又は区分番号Ｂ００１の８に掲げる皮膚科特定疾患指導管理料を算定すべき指導管理を受けている患者に対して行なった管理の費用は、各区分に掲げるそれぞれの指導管理料に含まれるものとする。

5　別に厚生労働大臣が定める施設基準に適合しているものとして地方厚生局長等に届け出た保険医療機関において、区分番号A003に掲げるオンライン診療料に規定する情報通信機器を用いた診療の際に特定疾患療養管理料を算定すべき医学管理を情報通信機器を用いて行なった場合は、注１の規定にかかわらず、所定点数に代えて、特定疾患療養管理料（情報通信機器を用いた場合）として月１回に限り100点を算定する。

通知）

（1）特定疾患療養管理料は、生活習慣病等の厚生労働大臣が別に定める疾患を主病とする患者について、プライマリケア機能を担う地域のかかりつけ医師が計画的に療養上の管理を行なうことを評価したものであり、許可病床数が200床以上の病院においては算定できない。

（2）特定疾患療養管理料は、別に厚生労働大臣が定める疾患を主病とする患者に対して、治療計画に基づき、服薬、運動、栄養等の療養上の管理を行なった場合に、月２回に限り算定する。

（３）第１回目の特定疾患療養管理料は、区分番号「Ａ０００」初診料（「注５」のただし書に規定する所定点数を算定する場合を含む。特に規定する場合を除き、以下この部において同じ。）を算定した初診の日又は当該保険医療機関から退院した日からそれぞれ起算して１か月を経過した日以降に算定する。ただし、本管理料の性格に鑑み、１か月を経過した日が休日の場合であって、その休日の直前の休日でない日に特定疾患療養管理料の「注１」に掲げる要件を満たす場合には、その日に特定疾患療養管理料を算定できる。

（４）区分番号「Ａ０００」初診料を算定した初診の日又は当該保険医療機関から退院した日からそれぞれ起算して１か月を経過した日が翌々月の１日となる場合であって、初診料を算定した初診の日又は退院の日が属する月の翌月の末日（その末日が休日の場合はその前日）に特定疾患療養管理料の「注１」に掲げる要件を満たす場合には、本管理料の性格に鑑み、その日に特定疾患療養管理料を算定できる。

（５）診察に基づき計画的な診療計画を立てている場合であって、必要やむを得ない場合に、看護に当たっている家族等を通して療養上の管理を行なったときにおいても、特定疾患療養管理料を算定できる。

（６）管理内容の要点を診療録に記載する。

（７）同一保険医療機関において、２以上の診療科にわたり受診している場合においては、主病と認められる特定疾患の治療に当たっている診療科においてのみ算定する。

（８）特定疾患療養管理料は、別に厚生労働大臣が定める疾患を主病とする者に対し、実際に主病を中心とした療養上必要な管理が行われていない場合又は実態的に主病に対する治療が当該保険医療機関では行なわれていない場合には算定できない。

（９）主病とは、当該患者の全身的な医学管理の中心となっている特定疾患をいうものであり、対診又は依頼により検査のみを行なっている保険医療機関にあっては算定できない。

（10）入院中の患者については、いかなる場合であっても特定疾患療養管理料は算定できない。従って、入院中の患者に他の疾患が発症し、別の科の外来診療室へ行って受診する場合であっても、当該発症については特定疾患療養管理料の算定はできない。

（11）別に厚生労働大臣が定める疾病名は、「疾病、傷害及び死因の統計分類基本分類表（平成27年総務省告示第35号）」（以下「分類表」という。）に規定する分類に該当する疾病の名称であるが、疾病名について各医療機関での呼称が異なっていても、その医学的内容が分類表上の対象疾病名と同様である場合は算定の対象となる。ただし、混乱を避けるため、できる限り分類表上の名称を用いることが望ましい。
(12) 「注５」に規定する点数は、対面診療とオンライン診療を組み合わせた診療計画を作成し、当該計画に基づいてオンライン診療による計画的な療養上の医学管理を行うことを評価したものであり、オンライン診療を行った月に、オンライン診療料と併せて、月１回に限り算定する。
(13) 「注５」に規定する点数が算定可能な患者は、特定疾患療養管理料を初めて算定した月から３月以上経過しているものに限る。

【特定疾患療養管理料の算定のポイント】

上記が特定疾患療養管理料の算定要件になります。ポイントはいくつかありますが、特に下記の点を覚えてください。

1．200床以上の病院では算定できない。
2．医療機関の規模により算定する点数が異なる。
3．厚生労働大臣が定めた特定疾患を主病とする患者が対象。
4．初診又は退院から１か月経過後から算定が可能。
5．月に２回算定できる。
6．他の医学管理と同一月に重複算定できない項目がある。

以上になります。この中で、厚生労働大臣が定めた特定疾患を主病とする患者が対象とありますが、対象になっている傷病は下記になります。

【特定疾患療養管理料対象疾患】
・結核
・単純性慢性気管支炎及び粘液膿性慢性気管支炎
・悪性新生物
・甲状腺障害
・詳細不明の**慢性気管支炎**
・処置後甲状腺機能低下症
・その他の慢性閉塞性肺疾患
・糖尿病
・肺気腫
・スフィンゴリピド代謝障害及びその他の脂質蓄積障害

・**喘息**
・喘息発作重積状態
・ムコ脂質症
・気管支拡張症
・リポ蛋白代謝障害及びその他の**脂（質）血症**
・**胃潰瘍**
・**十二指腸潰瘍**
・リポジストロフィー
・**胃炎**及び十二指腸炎
・ローノア・ベンソード腺脂肪腫症
・肝疾患（経過が慢性なものに限る）
・**高血圧性疾患**
・慢性ウィルス肝炎
・虚血性心疾患
・アルコール性慢性膵炎
・**不整脈**
・その他の慢性膵炎
・**心不全**
・思春期早発症
・**脳血管疾患**
・性染色体異常
・一過性脳虚血発作及び関連症候群

以上になります。特に太字の疾患は実際の実務でもよく見かける疾患になりますので、暗記しておくと良いでしょう。また、初診又は退院から１か月経過後から算定が可能の解釈ですが、下記のようになります。

【例１】
傷病名
糖尿病（主病）　H29.10.1
H31.4.1 再診　診察と投薬
※診察にて治療計画に基づき療養上必要な管理を実施。→　特定疾患療養管理料算定可。

H31.4.14 再診　診察と投薬
※診察にて治療計画に基づき療養上必要な管理を実施。→　特定疾患療養管理料算定可。

上記の例では、糖尿病に対して療養上必要な管理が行なわれており、糖尿病は厚生労働大臣の定める特定の疾患に該当し、かつ主病の表記がされていますので、両日とも特定疾患療養管理料を算定することが可能になります。

【例２】
糖尿病（主病）　H31.３.10
H31.４.１ 再診　診察と投薬
※診察にて治療計画に基づき療養上必要な管理を実施。→初診から１か月以内に行なわれた療養管理のため特定疾患療養管理料算定不可。

H31.4.14 再診　診察と投薬
※診察にて治療計画に基づき療養上必要な管理を実施。→初診から1か月経過して行なわれた療養管理のため特定疾患療養管理料算定可。

この例では、初診日H31.３.10から１か月が経過していないH31.４.１に療養管理が行なわれていますので、算定要件を満たさず特定疾患療養管理料を算定することはできません。ただし、２回目の再診であるH31.４.14は初診から１か月以上経過していますので、算定要件を満たすことになります。この場合の１か月とはH31.３.10が初診なので、H31.４.９までは１か月以内となり、H31.４.10以降が算定可能になります。

以上が特定疾患療養管理料の算定になります。特定疾患療養管理料は算定頻度の高い項目で、比較的点数も高く設定されていますので、算定漏れのないように十分注意することが必要です。では、続いて特定疾患治療管理料の項目を見ていきましょう。

3　特定疾患治療管理料の算定について

特定疾患治療管理料は、31項目設定されています。

1　ウイルス疾患管理料
2　特定薬剤治療管理料
3　悪性腫瘍特異物質治療管理料
4　小児特定疾患カウンセリング料
5　小児科療養指導料
6　てんかん指導料
7　難病外来指導管理料
8　皮膚科特定疾患指導管理料
9　外来栄養食事指導料
10　入院栄養食事指導料
11　集団栄養食事指導料
12　心臓ペースメーカー指導管理料
13　在宅療養指導料
14　高度難聴指導管理料
15　慢性維持透析患者外来医学管理料
16　喘息治療管理料
17　慢性疼痛疾患管理料
18　小児悪性腫瘍患者指導管理料
19　削除
20　糖尿病合併症管理料
21　耳鼻咽喉科特定疾患指導管理料
22　がん性疼痛緩和指導管理料
23　がん患者指導管理料
24　外来緩和ケア管理料
25　移植後患者指導管理料
26　埋込型輸液ポンプ持続注入療法指導管理料
27　糖尿病透析予防指導管理料

28　小児運動器疾患指導管理料
29　乳腺炎重症化予防ケア・指導料
30　婦人か特定疾患治療管理料
31　腎代替療法指導管理料

以上が特定疾患治療管理料になります。先にも述べたように特定の疾患を対象にした医学管理だといえます。今回はこの中で算定頻度の高い項目について解説したいと思います。

●特定薬剤治療管理料

イ　特定薬剤治療管理料１　　470点
ロ　特定薬剤治療管理料２　　100点

以下が算定の原則になります。算定上覚えておかないといけないポイントについては太字にしています。

注）

１　イについては、**ジギタリス製剤**又は**抗てんかん剤**を投与している患者、免疫抑制剤を投与している臓器移植後の患者その他別に厚生労働大臣が定める患者に対して、**薬物血中濃度を測定して計画的な治療管理**を行なった場合に算定する。

２　イについては、**同一の患者につき特定薬剤治療管理料を算定すべき測定及び計画的な治療管理を月２回以上行なった場合においては、特定薬剤治療管理料は１回に限り算定することとし、第１回の測定及び計画的な治療管理を行なったときに算定する**。

３　イについては、**ジギタリス製剤の急速飽和を行なった場合又はてんかん重積状態の患者に対して、抗てんかん剤の注射等を行なった場合は、所定点数にかかわらず、１回に限り740点を特定薬剤治療管理料１として算定する**。

４　イについては、抗てんかん剤又は免疫抑制剤を投与している患者以外の患者に対して行なった薬物血中濃度の測定及び計画的な治療管理のうち、**４月目以降のものについては、所定点数の100分の50に相当する点数により算定する**。

５　イについては、**てんかんの患者であって、２種類以上の抗てんかん剤を投与されているものについて、同一暦月に血中の複数の抗てんかん剤の濃度を測定し、その測定結果に基づき、個々の投与量を精密に管理した場合は、当該管理を行なった月において、２回に限り所定点数を算定できる**。

６　イについては、臓器移植後の患者に対して、免疫抑制剤の投与を行なった場合は、臓器移植を行なった日の属する月を含め３月に限り、2,740点を所定点数に加算する。

7　イについては、バンコマイシンを投与している患者であって、同一暦月に複数回の血中のバンコマイシンの濃度を測定し、その測定結果に基づき、投与量を精密に管理した場合は、１回目の特定薬剤治療管理料を算定すべき月に限り、530点を所定点数に加算する。
8　イについては、注６及び注７に規定する患者以外の患者に対して、特定薬剤治療管理に係る薬剤の投与を行なった場合は、１回目の特定薬剤治療管理料を算定すべき月に限り、280点を所定点数に加算する。
9　イについては、ミコフェノール酸モフェチルを投与している臓器移植後の患者であって、２種類以上の免疫抑制剤を投与されているものについて、医師が必要と認め、同一暦月に血中の複数の免疫抑制剤の濃度を測定し、その測定結果に基づき、個々の投与量を精密に管理した場合は、６月に１ 回に限り250点を所定点数に加算する。
10　イについては、エベロリムスを投与している臓器移植後の患者であって、２種類以上の免疫抑制剤を投与されているものについて、医師が必要と認め、同一暦月に血中の複数の免疫抑制剤の濃度を測定し、その測定結果に基づき、個々の投与量を精密に管理した場合は、エベロリムスの初回投与を行なった日の属する月を含め３月に限り月１回、４月目以降は４月に１回に限り250点を所定点数に加算する。
11　ロについては、サリドマイド及びその誘導体を投与している患者について、服薬に係る安全管理の遵守状況を確認し、その結果を所定の機関に報告する等により、投与の妥当性を確認した上で、必要な指導等を行なった場合に月１回に限り所定点数を算定する。
通知)
（1）**特定薬剤治療管理料１**
ア　**特定薬剤治療管理料１は、下記のものに対して投与薬剤の血中濃度を測定し、その結果に基づき当該薬剤の投与量を精密に管理した場合、月１回に限り算定する。**
（イ）**心疾患患者であってジギタリス製剤を投与しているもの**
（ロ）**てんかん患者であって抗てんかん剤を投与しているもの**
（ハ）臓器移植術を受けた患者であって臓器移植における拒否反応の抑制を目的として免疫抑制剤を投与しているもの
（ニ）**気管支喘息、喘息性（様）気管支炎、慢性気管支炎、肺気腫又は未熟児無呼吸発作の患者であってテオフィリン製剤を投与しているもの**
（ホ）不整脈の患者に対して不整脈用剤を継続的に投与しているもの

（へ）**統合失調症の患者であってハロペリドール製剤又はブロムペリドール製剤を投与しているもの**

（ト）躁うつ病の患者であってリチウム製剤を投与しているもの

（チ）躁うつ病又は躁病の患者であってバルプロ酸ナトリウム又はカルバマゼピンを投与しているもの

（リ）ベーチェット病の患者であって活動性・難治性眼症状を有するもの又はその他の非感染性ぶどう膜炎（既存治療で効果不十分で、視力低下のおそれのある活動性の中間部又は後部の非感染性ぶどう膜炎に限る）、再生不良性貧血、赤芽球癆、尋常性乾癬、膿疱性乾癬、乾癬性紅皮症、関節症性乾癬、全身型重症筋無力症、アトピー性皮膚炎（既存治療で十分な効果が得られない患者に限る）、ネフローゼ症候群若しくは川崎病の急性期の患者であってシクロスポリンを投与しているもの

（ヌ）全身型重症筋無力症、関節リウマチ、ループス腎炎、潰瘍性大腸炎又は間質性肺炎（多発性筋炎又は皮膚筋炎に合併するものに限る）の患者であってタクロリムス水和物を投与しているもの

（ル）若年性関節リウマチ、リウマチ熱又は慢性関節リウマチの患者であってサリチル酸系製剤を継続的に投与しているもの

（ヲ）悪性腫瘍の患者であってメトトレキサートを投与しているもの

（ワ）結節性硬化症の患者であってエベロリムスを投与しているもの

（カ）入院中の患者であってアミノ配糖体抗生物質、グリコペプチド系抗生物質又はトリアゾール系抗真菌剤を数日間以上投与しているもの

（ヨ）重症又は難治性真菌感染症又は造血幹細胞移植の患者であってトリアゾール系抗真菌剤を投与（造血幹細胞移植の患者にあっては、深在性真菌症の予防を目的とするものに限る）しているもの

（タ）イマチニブを投与しているもの

（レ）リンパ脈管筋腫症の患者であってシロリムス製剤を投与しているもの

（ソ）腎細胞癌の患者であって抗悪性腫瘍剤としてスニチニブを投与しているもの

（ツ）片頭痛の患者であってバルプロ酸ナトリウムを投与しているもの

イ　特定薬剤治療管理料１を算定できる不整脈用剤とはプロカインアミド、N－アセチルプロカインアミド、ジソピラミド、キニジン、アプリンジン、リドカイン、ピルジカイニド塩酸塩、プロパフェノン、メキシレチン、フレカイニド、シベンゾリンコハク酸塩、ピルメノール、アミオダロン、ソタロール塩酸塩及びベプリジル塩酸塩をいう。

ウ　特定薬剤治療管理料１を算定できるグリコペプチド系抗生物質とは、バンコマイシ

ン及びテイコプラニンをいい、トリアゾール系抗真菌剤とは、ボリコナゾールをいう。

エ　特定薬剤治療管理料１を算定できる免疫抑制剤とは、シクロスポリン、タクロリムス水和物、エベロリムス及びミコフェノール酸モフェチルをいう。

オ　当該管理料には、薬剤の血中濃度測定、当該血中濃度測定に係る採血及び測定結果に基づく投与量の管理に係る費用が含まれるものであり、１月のうちに２回以上血中濃度を測定した場合であっても、それに係る費用は別に算定できない。ただし、別の疾患に対して別の薬剤を投与した場合（例えば、てんかんに対する抗てんかん剤と気管支喘息に対するテオフィリン製剤の両方を投与する場合）及び同一疾患についてアの（イ）から（ツ）までのうち同一の区分に該当しない薬剤を投与した場合（例えば、発作性上室性頻脈に対してジギタリス製剤及び不整脈用剤を投与した場合）はそれぞれ算定できる。

カ　薬剤の血中濃度、治療計画の要点を診療録に添付又は記載する。

キ　ジギタリス製剤の急速飽和を行った場合は、１回に限り急速飽和完了日に「注３」に規定する点数を算定することとし、当該算定を行った急速飽和完了日の属する月においては、別に特定薬剤治療管理料１は算定できない。なお、急速飽和とは、重症うっ血性心不全の患者に対して２日間程度のうちに数回にわたりジギタリス製剤を投与し、治療効果が得られる濃度にまで到達させることをいう。

ク　てんかん重積状態のうち算定の対象となるものは、全身性けいれん発作重積状態であり、抗てんかん剤を投与している者について、注射薬剤等の血中濃度を測定し、その測定結果をもとに投与量を精密に管理した場合は、１回に限り、重積状態が消失した日に「注３」に規定する点数を算定することとし、当該算定を行った重積状態消失日の属する月においては、別に特定薬剤治療管理料１は算定できない。

ケ　「注３」に規定する点数を算定する場合にあっては、「注８」に規定する加算を含め別に特定薬剤治療管理料１は算定できない。

コ　「注４」に規定する「抗てんかん剤又は免疫抑制剤を投与している患者」には、躁うつ病又は躁病によりバルプロ酸又はカルバマゼピンを投与している患者が含まれ、当該患者は４月目以降においても減算対象とならない。また、所定点数の100分の50に相当する点数により算定する「４月目以降」とは、初回の算定から暦月で数えて４月目以降のことである。

サ　免疫抑制剤を投与している臓器移植後の患者については、臓器移植を行った日の属する月を含め３月に限り、臓器移植加算として「注６」に規定する加算を算定し、「注８」に規定する初回月加算は算定しない。また、「注６」に規定する加算を算定する場合には、「注９」及び「注10」に規定する加算は算定できない。

シ　「注７」に規定する加算は、入院中の患者であって、バンコマイシンを数日間以上投与しているものに対して、バンコマイシンの安定した血中至適濃度を得るため頻回の測定が行われる初回月に限り、初回月加算（バンコマイシンを投与した場合）として「注７」に規定する加算を算定し、「注８」に規定する加算は別に算定できない。
ス　「注８」に規定する初回月加算は、投与中の薬剤の安定した血中至適濃度を得るため頻回の測定が行われる初回月に限り算定できるものであり、薬剤を変更した場合においては算定できない。
セ　「注９」に規定する加算を算定する場合は、ミコフェノール酸モフェチルの血中濃度測定の必要性について診療報酬明細書の摘要欄に詳細を記載すること。
ソ　「注10」に規定する加算を算定する場合は、エベロリムスの初回投与から３月の間に限り、当該薬剤の血中濃度測定の必要性について診療報酬明細書の摘要欄に詳細を記載すること。
タ　「注９」及び「注10」に規定する加算は同一月内に併せて算定できない。
チ　特殊な薬物血中濃度の測定及び計画的な治療管理のうち、特に本項を準用する必要のあるものについては、その都度当局に内議し、最も近似する測定及び治療管理として準用が通知された算定方法により算定する。

（２） 特定薬剤治療管理料２

ア　特定薬剤治療管理料２は、胎児曝露を未然に防止するための安全管理手順を遵守した上でサリドマイド製剤及びその誘導体の処方及び調剤を実施した患者に対して、医師及び薬剤師が、当該薬剤の管理の状況について確認及び適正使用に係る必要な説明を行ない、当該医薬品の製造販売を行なう企業に対して確認票等を用いて定期的に患者の服薬に係る安全管理の遵守状況等を報告した場合において、月に１回につき算定する。
イ　サリドマイド製剤及びその誘導体とは、サリドマイド、レナリドミド及びポマリドミドをいう。
ウ　安全管理手順については「サリドマイド製剤安全管理手順（TERMS）」及び「レブラミド・ポマリスト適正管理手順（RevMate）」を遵守すること。
エ　特定薬剤治療管理料２を算定する場合は、診療録等に指導内容の要点を記録すること。

【POINT！　算定ルールのまとめ】

◎原則的に月１回の算定（てんかん等の例外あり）
◎カルテ上の記載は、「血中濃度測定」となっている。

◎初回加算がある。
◎代表的な対象疾患としては、以下のようになります。
・内科系…気管支喘息（テオフィリン製剤）、心疾患（ジギタリス製剤）
・精神科系…統合失調症（ハロペリドール製剤）、躁うつ病（リチウム製剤）、鬱病（バルプロ酸ナトリウム等）、てんかん（抗てんかん薬）
・整形外科系…リウマチ（サリチル酸系製剤）
◎薬剤名
・テオフィリン製剤…テオドール錠、テオロング錠、ユニコン錠等
・ジギタリス製剤…ジゴキシン錠、ジゴシン錠、ラニラピッド錠等
・ハロペリドール製剤…セレネース錠、ハロペリドール錠等
・リチウム製剤…リーマス錠、炭酸リチウム錠等
・バルプロ酸ナトリウム…デパケン錠、セレニカR錠、バレリン錠等
・抗てんかん薬…テグレトール錠、ラミクタール錠、リボトリール錠等
・サリチル酸系製剤…アスピリン錠、ペンタサ錠、メサラジン錠等
◎4カ月目以降は点数が半分（50／100）になる
※ただし、てんかんなどの例外あり。

ポイントは上記のようになります。特定薬剤治療管理料は、上記のような疾患に対して、投与している薬剤の血中濃度を測定し、精密に投与量を管理する必要がある場合に算定することになります。カルテ上には特定薬剤治療管理料という記載が出てくることは少なく、傷病名と投与薬剤、血中濃度測定という記載によって算定していくことが必要です。

まずは対象疾患や薬剤を理解し、算定のルールを理解しましょう。

挑戦してみよう！　特定薬剤治療管理料・練習問題＆解答例

【算定例】

（190床病院・内科）平成30年５月10日、ジギタリス製剤（ジゴキシン錠）を投与している心疾患を有する患者に対し、再診時に血中濃度を測定し、その結果に基づき、当該薬剤の投与量を初めて精密に管理した。（今回初回）

11	初　　診	時間外・休日・深夜		回		
12	再　　診		×	回		
	外来管理加算		×	回		
	時間外		×	回		
	休　　日		×	回		
	深　　夜		×	回		
13	医学管理					

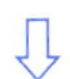

【解答例】

11	初　　診	時間外・休日・深夜		回		⑬ 薬Ⅰ（イ）
12	再　　診	73×	1	回	73	（初回 30 年５月）（初回月加算）　750×1
	外来管理加算	52×	1	回	52	
	時　間　外	×		回		
	休　　日	×		回		
	深　　夜	×		回		
13	医学管理				750	

4 悪性腫瘍特異物質治療管理料の算定の基礎知識

特定治療管理料の２項目になります。この医学管理も比較的よく実務において算定されますので、詳細を確認しましょう。

悪性腫瘍とは胃癌や肺がん、大腸癌などのいわゆる癌を指すことが多いですが、悪性腫瘍であると確定した診断（確定診断）がなされている患者に対して算定することになります。

診療行為としては、血液を採取して腫瘍マーカー（生化学的検査Ⅱ）といわれる検体検査を実施することになります。算定の原則にも出てきますが、悪性腫瘍が確定していない患者に対して（胃がんの疑い等）この検査が行なわれた場合は、今回解説している医学管理の悪性腫瘍特異物質治療管理料としては算定せず、レセプト区分60の検査として算定することになります。

簡単にいうと、実際に行なわれている診療行為は血液検査ですが、悪性腫瘍の確定診断がされている場合は、レセプト区分13医学管理の悪性腫瘍特異物質治療管理料として算定し、悪性腫瘍の疑い病名で腫瘍マーカー検査をしている場合は、レセプト区分60検査料として算定することになります。実際に行なわれている診療行為は同じですが、傷病名の状況により算定する区分や項目、点数が異なることになります。カルテの記載だけではなく傷病名にも注意しながら間違えのない算定を行ないましょう。ではまず、算定の原則を確認していきましょう。

【悪性腫瘍特異物質治療管理料の算定のポイント】

イ　尿中ＢＴＡに係るもの　**220点**

ロ　その他のもの

（1）１項目の場合　**360点**

（2）２項目以上の場合　**400点**

以下が算定の原則になります。算定上、覚えておかないといけないポイントについては太字にしています。

注）

1　イについては、別に厚生労働大臣が定める基準を満たす保険医療機関において悪性腫瘍の患者に対して、尿中ＢＴＡに係る検査を行ない、その結果に基づいて計画的な治療管理を行なった場合に、月１回に限り第１回の検査及び治療管理を行なったときに算定する。

２　**ロについては、悪性腫瘍の患者に対して、区分番号Ｄ００９に掲げる腫瘍マーカーに係る検査（注１に規定する検査を除く。）のうち１又は２以上の項目を行ない、その結果に基づいて計画的な治療管理を行なった場合に、月１回に限り第１回の検査及び治療管理を行なったときに算定する**。

３　**注２に規定する悪性腫瘍特異物質治療管理に係る腫瘍マーカーの検査を行なった場合は、１回目の悪性腫瘍特異物質治療管理料を算定すべき月に限り、150点をロの所定点数に加算する。ただし、当該月の前月に腫瘍マーカーの所定点数を算定している場合は、この限りでない。**

４　注１に規定する検査及び治療管理並びに注２に規定する検査及び治療管理を同一月に行なった場合にあっては、ロの所定点数のみにより算定する。

５　**腫瘍マーカーの検査に要する費用は所定点数に含まれるものとする**。

６　注１及び注２に規定されていない腫瘍マーカーの検査及び計画的な治療管理であって特殊なものに要する費用は、注１又は注２に掲げられている腫瘍マーカーの検査及び治療管理のうち、最も近似するものの所定点数により算定する。

通知）

（1）**悪性腫瘍特異物質治療管理料は、悪性腫瘍であると既に確定診断がされた患者について、腫瘍マーカー検査を行ない、当該検査の結果に基づいて計画的な治療管理を行なった場合に、月１回に限り算定する**。

（2）**悪性腫瘍特異物質治療管理料には、腫瘍マーカー検査、当該検査に係る採血及び当該検査の結果に基づく治療管理に係る費用が含まれるものであり、１月のうち２回以上腫瘍マーカー検査を行なっても、それに係る費用は別に算定できない**。

（3）腫瘍マーカー検査の結果及び治療計画の要点を診療録に添付又は記載する。

（4）「注３」に規定する初回月加算は、適切な治療管理を行なうために多項目の腫瘍マーカー検査を行なうことが予想される初回月に限って算定する。ただし、悪性腫瘍特異物質治療管理料を算定する当該初回月の前月において、区分番号「Ｄ００９」腫瘍マーカーを算定している場合は、当該初回月加算は算定できない。

（5）区分番号「Ｄ００９」腫瘍マーカーにおいて、併算定が制限されている項目を同一月に併せて実施した場合には、１項目とみなして、本管理料を算定する。

（6）当該月に悪性腫瘍特異物質以外の検査（本通知の腫瘍マーカーの項に規定する例外規定を含む。）を行なった場合は、本管理料とは別に、検査に係る判断料を算定できる。
（例）肝癌の診断が確定している患者でα-フェトプロテインを算定し、別に、区分番号「Ｄ００８」内分泌学的検査を行なった場合の算定
悪性腫瘍特異物質治療管理料「ロ」の「(１)」
＋区分番号「Ｄ００８」内分泌学的検査の実施料
＋区分番号「Ｄ０２６」の「５」生化学的検査（Ⅱ）判断料
（７）特殊な腫瘍マーカー検査及び計画的な治療管理のうち、特に本項を準用する必要のあるものについては、その都度当局に内議し、最も近似する腫瘍マーカー検査及び治療管理として準用が通知された算定方法により算定する。

【POINT！　算定ルールのまとめ】

算定ルールをまとめると次のようになります。

◎原則的に月１回の算定

◎悪性腫瘍特異物質治療管理料を算定した場合は、検査に係る費用（検査料、判断料、採血料）は算定することができない。

※腫瘍マーカーに該当する検査料と判断料が算定できなくなり、その他は通常通り算定することができる。

※採血料においては悪性腫瘍特異物質治療管理料を算定した当日は算定することができない（他の血液検査が行なわれていたとしても採血料は算定不可）

◎初回加算がある。

◎代表的な対象疾患と腫瘍マーカー検査としては、次のものがあります。

・α-フェトプロテイン（AFP）…肝臓癌
・癌胎児性抗原（CEA）…大腸癌、直腸癌、胃癌、乳癌、肺癌等
・DUPAN-2 … 膵癌、胆道癌、肝臓癌等
・扁平上皮癌関連抗原（SCC抗原）… 肺癌、食道癌、子宮癌等
・CA19-９ …膵癌、胆道癌、胃癌、大腸癌等
・PIVKAⅡ …肝臓癌
・エラスターゼ１ …膵癌、乳頭部癌
・塩基性フェトプロテイン（BFP）…原発性肝癌、膵癌、大腸癌、胆道癌、肺癌、腎癌、睾丸癌、前立腺癌、卵巣癌、子宮癌等

算定ポイントは上記の内容になりますので、傷病名と腫瘍マーカーの関係も理解して間違いのないように算定しましょう。

なお、上記算定の原則「注１及び注２」において、別に厚生労働大臣が定める基準を満たす保険医療機関との記載がありますが、基準とは下記になります。

では、最後に算定と診療報酬明細書（レセプト）の記載を確認しておきましょう。

挑戦してみよう！　悪性腫瘍特異物質治療管理料・練習問題＆解答例

【算定例】

（200床病院・内科）平成30年5月19日、大腸癌の患者に、CEAとCA19-9を実施し悪性腫瘍特異物質治療管理を行なった。治療は平成28年7月1日より実施している。

11	初　　　診	時間外・休日・深夜	回		
12	再　　　診	×	回		
	外来管理加算	×	回		
	時間外	×	回		
	休　　　日	×	回		
	深　　　夜	×	回		
13	医学管理				

【解答例】

(200 床病院・内科)大腸癌が確定しているため、悪性腫瘍特異物質治療管理料を算定する。明細書には測定を行なった腫瘍マーカー名を記載する。

11	初　　　診	時間外・休日・深夜　回			⑬	悪
12	再　　　診	74×	1回	74		(CEA、CA-19-9)　400×1
	外来管理加算	×	1回			
	時　間　外	×	回			
	休　　　日	×	回			
	深　　　夜	×	回			
13	医学管理			400		

5　ニコチン依存症管理料の算定の基礎知識

では続いて、ニコチン依存症管理料についての算定を解説していきましょう。

ニコチン依存症管理料は、特定薬剤治療管理料や悪性腫瘍特異物質治療管理料とは異なり、特定疾患治療管理料ではなくその他の医学管理等に分類されます。

このニコチン依存症管理料はある意味診療報酬としては特殊な項目になるといえます。そもそも診療報酬や保険診療は、何かしらの疾患を患ったことに対してその療養を保険診療として行なうことになっています。このような考え方から病気ではないものは保険診療の給付範囲から外れています。このことは第１章でも記載していますので、復習をしておいてください。確かに依存症という疾患ではありますが、主旨としては、喫煙が身体に与える影響を鑑みある意味病気を予防するということに対して保険を適用したことになります。厚生労働省からは下記のような内容が示されています（厚生労働省HPより抜粋。https://www.mhlw.go.jp/topics/tobacco/houkoku/061122f.html 参照）。

平成１８年度「たばこ・アルコール対策担当者講習会」

（２００６年１１月２２日、東京）

禁煙支援マニュアル・ニコチン依存症管理料について

大阪府立健康科学センター

健康生活推進部　増居志津子

禁煙治療の保険適用の背景

・喫煙による健康被害の拡大とその対策の必要性

喫煙による超過死亡数　11.2万人（総死亡の12%）

男性の肺がん死亡率は、増加が予測

・禁煙の困難性と治療の必要性

ニコチン依存症は再発しやすいが繰り返し治療することにより完治しうる慢性疾患である

・禁煙治療の有効性と優れた費用対効果

禁煙介入は短時間でも禁煙率を高める効果がある。

さらに薬剤を適切に使えば、禁煙率は2倍高まる。

禁煙治療は保健医療プログラムの中でもとくに経済効率性に優れている

〈中略〉

医療費削減額と禁煙治療費（累積）

－依存度の高い準備期の喫煙者に限定－

禁煙治療導入後10年目で、49億円の黒字に転じ、15年目には866億円の黒字となる。

〈以下略〉

このように医療費の削減に対しても効果があるといわれています。私見になりますが、年々増加する医療費により、安定した継続的な公的医療保険の存続が困難になりつつある状況下において、診療報酬の引き下げだけで対応することは不可能であると考えられます。したがって、病気にならないための施策を強化していくことが必要であるといえます。このような観点からニコチン依存症管理料のようなものを保険適用にすることはかなり有効であると思われます。厚生労働省においてもいわゆる予防医療における保険適用について積極的に検討を進めることが望ましいと思われます。では、算定の原則を見ていきましょう。

【ニコチン依存症管理料の算定のポイント】

1　ニコチン依存症管理料１

イ　初回　**230点**

ロ　２回目から４回目まで

（1）対面で診察を行なった場合　**184点**

（2）情報通信機器を用いて診察を行なった場合　**155点**

ハ　５回目　**180点**

2　ニコチン依存症管理料２（一連につき）　**800点**

注）

1　別に厚生労働大臣が定める施設基準に適合しているものとして地方厚生局長等に届け出た保険医療機関において、禁煙を希望する患者であって、スクリーニングテスト（ＴＤＳ）等によりニコチン依存症であると診断されたものに対し、治療の必要を認め、治療内容等に係る説明を行ない、当該患者の同意を文書により得た上で、禁煙に関する総合的な指導及び治療管理を行なうとともに、その内容を文書により情報提供した場合に、１の場合は５回に限り、２の場合は初回時に１回に限り算定する。ただし、別に厚生労働大臣が定める基準を満たさない場合には、それぞれの所定点数の100分の70に相当する点数により算定する。

2　区分番号Ｄ２００に掲げるスパイログラフィー等検査の４の呼気ガス分析の費用は、所定点数に含まれるものとする。

３　１のロの(２)を算定する場合は、区分番号Ａ００１に掲げる再診料、区分番号Ａ００２に掲げる外来診療料、区分番号Ａ００３に掲げるオンライン診療料、区分番号Ｃ０００に掲げる往診料、区分番号Ｃ００１に掲げる在宅患者訪問診療料(Ⅰ)又は区分番号Ｃ００１－２に掲げる在宅患者訪問診療料(Ⅱ)は別に算定できない。

通知)

（１）ニコチン依存症管理料は、入院中の患者以外の患者に対し、「禁煙治療のための標準手順書」（日本循環器学会、日本肺癌学会、日本癌学会及び日本呼吸器学会の承認を得たものに限る）に沿って、初回の当該管理料を算定した日から起算して12週間にわたり計５回の禁煙治療を行った場合に算定する。なお、加熱式たばこを喫煙している患者ついても、「禁煙治療のための標準手順書」に沿って禁煙治療を行う。

（２）ニコチン依存症管理料の算定対象となる患者は、次の全てに該当するものであって、医師がニコチン依存症の管理が必要であると認めたものであること。

ア　「禁煙治療のための標準手順書」に記載されているニコチン依存症に係るスクリーニングテスト（ＴＤＳ）で、ニコチン依存症と診断されたものであること。

イ　35歳以上の者については、１日の喫煙本数に喫煙年数を乗じて得た数が200 以上であるものであること。

ウ　直ちに禁煙することを希望している患者であって、「禁煙治療のための標準手順書」に則った禁煙治療について説明を受け、当該治療を受けることを文書により同意しているものであること。

（３）ニコチン依存症管理料は、初回算定日より起算して１年を超えた日からでなければ、再度算定することはできない。

（４）治療管理の要点を診療録に記載する。

（５）情報通信機器を用いて診察を行う医師は、初回に診察を行う医師と同一のものに限る。

（６）情報通信機器を用いて診察を行う際には、厚生労働省の定める情報通信機器を用いた診療に係る指針に沿って診療を行う。

（７）情報通信機器を用いた診察は、当該保険医療機関内において行う。

（８）情報通信機器を用いた診察時に、投薬の必要性を認めた場合は、区分番号「Ｆ１００」処方料又は区分番号「Ｆ４００」処方箋料を別に算定できる。

（９）情報通信機器を用いて診察を行う際には、予約に基づく診察による特別の料金の徴収を行うことはできない。

（10）情報通信機器を用いた診察を行う際の情報通信機器の運用に要する費用については、療養の給付と直接関係ないサービス等の費用として別途徴収できる。

(11) ニコチン依存症管理料２を算定する場合は、患者の同意を文書により得た上で初回の指導時に、診療計画書を作成し、患者に説明し、交付するとともに、その写しを診療録に添付すること。

(12) ニコチン依存症管理料２を算定した患者について、２回目以降の指導予定日に受診しなかった場合は、当該患者に対して電話等によって、受診を指示すること。また、受診を中断する場合には、受診を中断する理由を聴取し、診療録等に記載すること。

(13) ニコチン依存症管理料２を算定する場合においても、２回目から４回目の指導について、情報通信機器を用いて実施することができる。なお、その場合の留意事項は、（５）から (10) まで及び (12) に示すものと同様である。

(14) (２)に規定するニコチン依存症管理料の算定対象となる患者について、「注１」に規定する厚生労働大臣が定める基準を満たさない場合には、所定点数の100分の70に相当する点数を算定する。

上記が算定の原則になります。特に算定上難しいことはありませんが、疾患としてはニコチン依存症が必要になりますので、傷病名も確認しておきましょう。なお、当該点数を算定する上では、以下の施設基準の届け出が必要になります。

1　ニコチン依存症管理料に関する施設基準

（１）禁煙治療を行なっている旨を保険医療機関内の見やすい場所に掲示していること。

（２）禁煙治療の経験を有する医師が１名以上勤務していること。なお、当該医師の診療科は問わないものであること。

（３）禁煙治療に係る専任の看護師又は准看護師を１名以上配置していること。

（４）禁煙治療を行なうための呼気一酸化炭素濃度測定器を備えていること。

（５）保険医療機関の敷地内が禁煙であること。なお、保険医療機関が建造物の一部分を用いて開設されている場合は、当該保険医療機関の保有又は借用している部分が禁煙であること。

（６）情報通信機器を用いて診察を行う保険医療機関にあっては、厚生労働省の定める情報通信機器を用いた診察に係る指針に沿って診察を行う体制を有する。

（７）ニコチン依存症管理料を算定した患者のうち、喫煙を止めたものの割合等を、別添２の様式８の２を用いて、地方厚生（支）局長に報告していること。

2　届出に関する事項

（１）ニコチン依存症管理料の施設基準に係る届出は、別添２の様式８を用いること。

（２）当該治療管理に従事する医師及び看護師又は准看護師の氏名、勤務の態様（常勤・非常勤、専従・非専従、専任・非専任の別）及び勤務時間を別添２の様式４を用いて提出すること。

6 診療情報提供料の算定の基礎知識

次に、診療情報提供料についてみていきましょう。診療情報提供料は診療情報提供書、いわゆる紹介状を記載した場合に算定する診療報酬になります。ほとんどの場合は、医師が他の医療機関での検査や治療の必要性を感じた場合に紹介することになり、その際に算定する診療報酬が診療情報提供料になります。

ただし、昨今の医療状況からいわゆるセカンドオピニオンを目的とした紹介も増加しています。セカンドオピニオンとは、現在みてもらっている医師以外の医師に求める第2の意見となります。患者さんの立場からするとなかなか依頼しにくいこともありますが、希望することも可能です。診療情報提供料の算定においてもいくつか理解しておかないといけないルールがありますので、算定の原則を確認しておきましょう。

【診療情報提供料の算定のポイント】

・診療情報提供料（Ⅰ）　250点

注）

1　保険医療機関が、診療に基づき、別の保険医療機関での診療の必要を認め、これに対して、患者の同意を得て、診療状況を示す文書を添えて患者の紹介を行なった場合に、**紹介先保険医療機関ごとに患者1人につき月1回に限り算定する**。

2　保険医療機関が、診療に基づき患者の同意を得て、当該患者の居住地を管轄する市町村又は介護保険法第46条第1項に規定する指定居宅介護支援事業者、同法第58条第1項に規定する指定介護予防支援事業者、障害者の日常生活及び社会生活を総合的に支援するための法律（平成17年法律第123号）第51条の17第1項第1号に規定する指定特定相談支援事業者、児童福祉法第24条の26第1項第1号に規定する指定障害児相談支援事業者等に対して、診療状況を示す文書を添えて、当該患者に係る保健福祉サービスに必要な情報を提供した場合に、患者1人につき月1回に限り算定する。

3　保険医療機関が、診療に基づき保険薬局による在宅患者訪問薬剤管理指導の必要を認め、在宅での療養を行なっている患者であって通院が困難なものの同意を得て、当該保険薬局に対して、診療状況を示す文書を添えて、当該患者に係る在宅患者訪問薬剤管理指導に必要な情報を提供した場合に、患者１人につき月１回に限り算定する。
4　保険医療機関が、精神障害者である患者であって、障害者の日常生活及び社会生活を総合的に支援するための法律に規定する障害福祉サービスを行なう施設又は福祉ホーム（以下「精神障害者施設」という。）に入所若しくは通所しているもの又は介護老人保健施設に入所しているものの同意を得て、当該精神障害者施設又は介護老人保健施設に対して、診療状況を示す文書を添えて、当該患者の社会復帰の促進に必要な情報を提供した場合に、患者１人につき月１回に限り算定する。
5　保険医療機関が、診療に基づき患者の同意を得て、介護老人保健施設又は介護医療院に対して、診療状況を示す文書を添えて患者の紹介を行なった場合に、患者１人につき月１回に限り算定する。
6　保険医療機関が、認知症の状態にある患者について、診断に基づき認知症に関する専門の保険医療機関等での鑑別診断等の必要を認め、当該患者又はその家族等の同意を得て、認知症に関する専門の保険医療機関等に対して診療状況を示す文書を添えて患者の紹介を行なった場合に、患者１人につき月１回に限り算定する。
7　保険医療機関が、児童福祉法第56条の６第２項に規定する障害児である患者について、診療に基づき当該患者又はその家族等の同意を得て、当該患者が通学する学校教育法（昭和22年法律第26号）に規定する小学校、中学校、義務教育学校、中等教育学校の前期課程又は特別支援学校の小学部若しくは中学部の学校医等に対して、診療状況を示す文書を添えて、当該患者が学校生活を送るに当たり必要な情報を提供した場合に、患者１人につき月１回に限り算定する。
8　保険医療機関が、患者の退院日の属する月又はその翌月に、添付の必要を認め、当該患者の同意を得て、別の保険医療機関、精神障害者施設又は介護老人保健施設若しくは介護医療院に対して、退院後の治療計画、検査結果、画像診断に係る画像情報その他の必要な情報を添付して紹介を行なった場合は、200点を所定点数に加算する。
9　区分番号Ｂ００５－４に掲げるハイリスク妊産婦共同管理料（Ⅰ）の施設基準に適合しているものとして地方厚生局長等に届け出た保険医療機関が、ハイリスク妊産婦共同管理料（Ⅰ）に規定する別に厚生労働大臣が定める状態等の患者の同意を得て、検査結果、画像診断に係る画像情報その他の必要な情報を添付してハイリスク妊産婦共同管理料（Ⅰ）に規定する別の保険医療機関に対して紹介を行なった場合は、ハイリスク妊婦紹介加算として、当該患者の妊娠中１回に限り200点を所定点数に加算する。
10　保険医療機関が、認知症の疑いのある患者について専門医療機関での鑑別診断等の必要を認め、当該患者又はその家族等の同意を得て、当該専門医療機関に対して、診療状況を示す文書を添えて、患者の紹介を行なった場合は、認知症専門医療機関紹介加算として、100点を所定点数に加算する。

11　保険医療機関が、認知症の専門医療機関において既に認知症と診断された患者であって入院中の患者以外のものについて症状が増悪した場合に、当該患者又はその家族等の同意を得て、当該専門医療機関に対して、診療状況を示す文書を添えて当該患者の紹介を行なった場合は、認知症専門医療機関連携加算として、50点を所定点数に加算する。

12　精神科以外の診療科を標榜する保険医療機関が、入院中の患者以外の患者について、うつ病等の精神障害の疑いによりその診断治療等の必要性を認め、当該患者の同意を得て、精神科を標榜する別の保険医療機関に当該患者が受診する日の予約を行なった上で患者の紹介を行なった場合は、精神科医連携加算として、200点を所定点数に加算する。

13　保険医療機関が、治療計画に基づいて長期継続的にインターフェロン治療が必要な肝炎の患者であって入院中の患者以外のものの同意を得て、当該保険医療機関と連携して治療を行なう肝疾患に関する専門医療機関に対して、治療計画に基づく診療状況を示す文書を添えて当該患者の紹介を行なった場合は、肝炎インターフェロン治療連携加算として、50点を所定点数に加算する。

14　保険医療機関が、患者の口腔機能の管理の必要を認め、歯科診療を行なう他の保険医療機関に対して、当該患者又はその家族等の同意を得て、診療情報を示す文書を添えて、患者の紹介を行なった場合は、歯科医療機関連携加算１として、100点を所定点数に加算する。

15　保険医療機関が、周術期等における口腔機能管理の必要を認め、当該患者又はその家族等の同意を得て、歯科を標榜する他の保険医療機関に当該患者が受診する日の予約を行なった上で患者の紹介を行なった場合は、歯科医療機関連携加算２として100点を所定点数に加算する。

16　別に厚生労働大臣が定める施設基準に適合しているものとして地方厚生局長等に届け出た保険医療機関が、患者の退院日の属する月又はその翌月に、連携する保険医療機関において区分番号Ａ２４６の注４に掲げる地域連携診療計画加算を算定して当該連携保険医療機関を退院した患者（あらかじめ共有されている地域連携診療計画に係る入院中の患者以外の患者に限る。）の同意を得て、当該連携保険医療機関に対して、診療状況を示す文書を添えて当該患者の地域連携診療計画に基づく療養に係る必要な情報を提供した場合に、地域連携診療計画加算として、50点を所定点数に加算する。

17　保険医療機関が、患者の同意を得て、当該患者が入院又は入所する保険医療機関又は介護老人保健施設若しくは介護医療院に対して文書で診療情報を提供する際、当該患者に対して定期的に訪問看護を行なっている訪問看護ステーションから得た療養に係る情報を添付して紹介を行なった場合は、療養情報提供加算として、50点を所定点数に加算する。

18　別に厚生労働大臣が定める施設基準に適合しているものとして地方厚生局長等に届け出た保険医療機関が、患者の紹介を行なう際に、検査結果、画像情報、画像診断の所見、投薬内容、注射内容、退院時要約等の診療記録のうち主要なものについて、他の保険医療機関に対し、電子的方法により閲覧可能な形式で提供した場合又は電子的に送受される診療情報提供書に添付した場合に、検査・画像情報提供加算として、次に掲げる点数をそれぞれ所定点数に加算する。ただし、イについては、注7に規定する加算を算定する場合は算定しない。

イ　退院する患者について、当該患者の退院日の属する月又はその翌月に、必要な情報を提供した場合200点

ロ　入院中の患者以外の患者について、必要な情報を提供した場合30点

通知)

（1）診療情報提供料（Ⅰ）は、医療機関間の有機的連携の強化及び医療機関から保険薬局又は保健・福祉関係機関への診療情報提供機能の評価を目的として設定されたものであり、両者の患者の診療に関する情報を相互に提供することにより、継続的な医療の確保、適切な医療を受けられる機会の増大、医療・社会資源の有効利用を図ろうとするものである。

(中略)

【診療情報提供料の算定のポイント】

以上が算定の原則になります。いろいろと詳細が記載されていますが、まず理解しておかないといけないのは、注1になります。注1では、保険医療機関が診療に基づき、別の保険医療機関での診療の必要を認め、これに対して患者の同意を得て、診療状況を示す文書を添えて患者の紹介を行なった場合に、紹介先保険医療機関ごとに患者1人につき月1回に限り算定する、とされています。この解釈は下記のようになります。

・Ａさんが Ｂ診療所に通院中

B診療所の医師から精査目的でC病院を4月1日に紹介されました。

→診療情報提供料（Ⅰ）の算定要件を満たしているので、算定可です。

続いて……

4月30日に、B診療所からC病院に、手術目的でAさんを紹介したとします。この場合、注1の解釈から、紹介先保険医療機関ごとに患者1人につき月1回に限り算定の条件を満たせないので診療情報提供料（I）を算定することはできません。仮に2回目の紹介が4月30日ではなく5月1日になった場合は、1日しか変わりませんが、月が替わったことになり診療情報提供料（I）を算定することができます。診療情報提供料（I）の算定はこの解釈を理解しておくことが重要です。実際の医療機関の診療報酬でも算定を誤っていることを多く見かけますので注意しましょう。当然のことですが、同じ医療機関への紹介であっても患者が異なる場合は算定することができますので合わせて理解しておきましょう。

次に加算を見てみましょう。

【診療情報提供料の加算のポイント】

●電子的診療情報評価料　　30点

注）

別に厚生労働大臣が定める施設基準に適合しているものとして地方厚生局長等に届け出た保険医療機関が、別の保険医療機関から診療情報提供書の提供を受けた患者に係る検査結果、画像情報、画像診断の所見、投薬内容、注射内容、退院時要約等の診療記録のうち主要なものについて、電子的方法により閲覧又は受信し、当該患者の診療に活用した場合に算定する。

通知）

（1）電子的診療情報評価料は、別の保険医療機関から診療情報提供書の提供を受けた患者について、同時に電子的方法により提供された検査結果、画像情報、画像診断の所見、投薬内容、注射内容及び退院時要約等のうち主要なものを電子的方法により閲覧又は受信し、当該検査結果等を診療に活用することによって、質の高い診療が効率的に行なわれることを評価するものである。

（2）保険医療機関が、他の保険医療機関から診療情報提供書の提供を受けた患者について、検査結果、画像情報、画像診断の所見、投薬内容、注射内容及び退院時要約等のうち主要なもの（少なくとも検査結果及び画像情報を含む場合に限る。）を①医療機関間で電子的に医療情報を共有するネットワークを通じ閲覧、又は②電子的に送付された診療情報提供書と併せて受信し、当該検査結果や画像を評価して診療に活用した場合に算定する。その際、検査結果や画像の評価の要点を診療録に記載する。

（3）電子的診療情報評価料は、提供された情報が当該保険医療機関の依頼に基づくものであった場合は、算定できない。

（4）検査結果や画像情報の電子的な方法による閲覧等の回数にかかわらず、区分番号「Ｂ００９」に掲げる診療情報提供料（Ⅰ）を算定する他の保険医療機関からの１回の診療情報提供に対し、１回に限り算定する。

●診療情報提供料（II）　500点

注）

保険医療機関が、治療法の選択等に関して当該保険医療機関以外の医師の意見を求める患者からの要望を受けて、治療計画、検査結果、画像診断に係る画像情報その他の別の医療機関において必要な情報を添付し、診療状況を示す文書を患者に提供することを通じて、患者が当該保険医療機関以外の医師の助言を得るための支援を行なった場合に、患者１人につき月１回に限り算定する。

通知）

（1）診療情報提供料（Ⅱ）は、診療を担う医師以外の医師による助言（セカンド・オピニオン）を得ることを推進するものとして、診療を担う医師がセカンド・オピニオンを求める患者又はその家族からの申し出に基づき、治療計画、検査結果、画像診断に係る画像情報等、他の医師が当該患者の診療方針について助言を行なうために必要かつ適切な情報を添付した診療状況を示す文書を患者又はその家族に提供した場合に算定できるものである。なお、入院中の患者に対して当該情報を提供した場合であっても算定できるものである。

（2）診療情報提供料（Ⅱ）は、患者又はその家族からの申し出に基づき、診療に関する情報を患者に交付し、当該患者又はその家族が診療を担う医師及び当該保険医療機関に所属する医師以外の医師による助言を求めるための支援を行なうことを評価したものであり、医師が別の保険医療機関での診療の必要性を認め、患者の同意を得て行なう区分番号「Ｂ００９」診療情報提供料（Ⅰ）を算定すべき診療情報の提供とは明確に区別されるべきものであること。

（3）診療情報提供料（Ⅱ）を算定すべき診療情報の提供に当たっては、患者又はその家族からの希望があった旨を診療録に記載する。

（4）助言を受けた患者又はその家族の希望については、その後の治療計画に十分に反映させるものであること。

●診療情報連携共有料　120点

注）

１　歯科診療を担う別の保険医療機関からの求めに応じ、患者の同意を得て、検査結果、投薬内容等を文書により提供した場合に、提供する保険医療機関ごとに患者１人につき３月に１回に限り算定する。
２　区分番号Ｂ００９に掲げる診療情報提供料（Ⅰ）（同一の保険医療機関に対して紹介を行なった場合に限る。）を算定した同一月においては、別に算定できない。
通知）
（1）診療情報連携共有料は、歯科診療を担う別の保険医療機関との間で情報共有することにより、質の高い診療が効率的に行なわれることを評価するものであり、歯科診療を担う別の保険医療機関からの求めに応じ、患者の同意を得て、当該患者に関する検査結果、投薬内容等の診療情報を提供した場合に、提供する保険医療機関ごとに３月に１回に限り算定する。
（2）診療情報を提供するに当たっては、次の事項を記載した文書を作成し、患者又は提供する保険医療機関に交付する。また、交付した文書の写しを診療録に添付すること。
ア　患者の氏名、生年月日、連絡先
イ　診療情報の提供先保険医療機関名
ウ　提供する診療情報の内容（検査結果、投薬内容等）
エ　診療情報を提供する保険医療機関名及び担当医師名
（3）診療情報連携共有料を算定するに当たっては、歯科診療を担う別の保険医療機関と連携を図り、必要に応じて問い合わせに対応できる体制（窓口の設置など）を確保していること。
（4）同一の患者について、同一の保険医療機関に対して紹介を行ない区分番号「Ｂ００９」診療情報提供料（Ⅰ）を算定した月においては、診療情報連携共有料は別に算定できない。

●診療情報提供料（Ⅲ）　150点

注）
１　別に厚生労働大臣が定める施設基準を満たす保険医療機関において、別に厚生労働大臣が定める基準を満たす他の保険医療機関から紹介された患者又は他の保険医療機関から紹介された別に厚生労働大臣が定める患者について、当該患者を紹介した他の保険医療機関からの求めに応じ、患者の同意を得て、診療状況を示す文書を提供した場合（区分番号Ａ０００に掲げる初診料を算定する日を除く。ただし、当該医療機関に次回受診する日の予約を行なった場合はこの限りでない。）に、提供する保険医療機関ごとに患者１人につき３月に１回に限り算定する。
２　注１に規定する患者以外の患者については、別に厚生労働大臣が定める施設基準を満たす保険医療機関において、他の保険医療機関から紹介された患者について、当該患者を紹介した他の保険医療機関からの求めに応じ、患者の同意を得て、診療状況を示す文書を提供した場合（区分番号Ａ０００に掲げる初診料を算定する日を除く。ただし、当該医療機関に次回受診する日の予約を行なった場合はこの限りではない。）に、提供する保険医療機関ごとに患者１人につき３月に１回に限り算定する。

３　別に厚生労働大臣が定める施設基準を満たす保険医療機関において、別に厚生労働大臣が定める患者について、診療に基づき、頻回の情報提供の必要を認め、当該患者を紹介した他の保険医療機関に情報提供を行なった場合は、注１の規定にかかわらず、月１回に限り算定する。

４　区分番号Ｂ００９に掲げる診療情報提供料（Ⅰ）（同一の保険医療機関に対して紹介を行なった場合に限る。）を算定した月は、別に算定できない。

7 薬剤情報提供料の算定と基礎知識

医学管理の最後になりますが、薬剤情報提供料を見ていきましょう。薬剤情報提供とは、皆さんも一度は手にされたことがあると思いますが、医療機関や調剤薬局で薬剤をもらうときに薬剤の効果効能等について説明されている文書のことをいいます。昨今は院外処方といって診療を受けた医療機関で投薬される場合より、処方箋を交付され外部の調剤薬局で薬剤を受け取ることが多くなっていますが、薬剤を受け取られる際に説明される文書のことを薬剤情報提供と呼んでいます。院内で処方している医療機関においてはかなり算定頻度の高い項目になりますので、十分に理解しておきましょう。

【薬剤情報提供料の算定のポイント】

●薬剤情報提供料　10点

注）

１　**入院中の患者以外の患者に対して、処方した薬剤の名称、用法、用量、効能、効果、副作用及び相互作用に関する主な情報を文書により提供した場合に、月１回に限り（処方の内容に変更があった場合は、その都度）算定する**。

２　注１の場合において、処方した薬剤の名称を当該患者の求めに応じて患者の薬剤服用歴等を経時的に記録する手帳（以下単に「手帳」という。）に記載した場合には、手帳記載加算として、３点を所定点数に加算する。

３　**保険薬局において調剤を受けるために処方箋を交付した患者については、算定しない**。

通知）

（1）　薬剤情報提供料は入院中の患者以外の患者に対して、処方した薬剤の名称（一般名又は商品名）、用法、用量、効能、効果、副作用及び相互作用に関する主な情報を、当該処方に係る全ての薬剤について、文書（薬袋等に記載されている場合も含む。）により提供した場合に月１回に限り所定点数を算定する。

（2）「注１」に規定する場合において、さらに、当該患者の求めに応じて薬剤服用歴が経時的に管理できる手帳に、処方した薬剤の名称（一般名又は商品名）、保険医療機関名及び処方年月日を記載した場合には、月１回に限り「注２」に規定する手帳記載加算を算定できる。なお、この場合の「手帳」とは、経時的に薬剤の記録が記入でき、かつ次のアからウまでに掲げる事項を記録する欄がある薬剤の記録用の手帳をいう。

ア　患者の氏名、生年月日、連絡先等患者に関する記録

イ　患者のアレルギー歴、副作用歴等薬物療法の基礎となる記録

ウ　患者の主な既往歴等疾病に関する記録

また、所有している手帳を持参しなかった患者に対して薬剤の名称が記載された簡潔な文書（シール等）を交付した場合は、手帳記載加算を算定できない。

（3）やむを得ない理由により、薬剤の名称に関する情報を提供できない場合は、これに代えて薬剤の形状（色、剤形等）に関する情報を提供することにより算定できる。また、効能、効果、副作用及び相互作用に関する情報については患者が理解しやすい表現であることが必要である。

（4）**同一薬剤であっても、投与目的（効能又は効果）が異なる場合には、当該情報を提供すれば薬剤情報提供料を算定できる。また、類似する効能又は効果を有する薬剤への変更の場合にあっても薬剤情報提供料を算定できる。**

（5）**処方の内容に変更があった場合については、その都度薬剤情報提供料を算定できる。ただし、薬剤の処方日数のみの変更の場合は、薬剤情報提供料は算定できない。**

（6）複数の診療科を標榜する保険医療機関において、同一日に２以上の診療科で処方された場合であっても、１回のみの算定とする。

（7）薬剤情報提供料を算定した場合は、薬剤情報を提供した旨を診療録に記載する。

上記が算定の原則になります。特に重要な個所は太字にしていますが、（5）の処方内容に変更のあった場合は都度算定の解釈について解説しておきましょう。

【処方例（院内処方）】

４／１	アダラート	５mg１錠	朝食後１日１回服用	14日分
	ロキソニン錠	60mg３錠	毎食後１日３回服用	14日分

４／１に上記のような処方が行なわれたとします。この日は月の１回目として薬剤情報提供料の算定要件を満たしていれば、原則として月１回算定することが可能です。

続いて同一月内に下記のような処方があったとします。

4／14	アダラート	5mg１錠	朝食後１日１回服用	28日分
	ロキソニン錠	60mg３錠	毎食後１日３回服用	28日分

この場合、処方内容の変更に該当するかどうかを判断しなければいけません。結論からいうと、処方されている薬剤は変わらず処方日数だけが変更されていますので、処方内容の変更には該当せず、仮に薬剤情報が文書で提供されたとしても薬剤情報提供料を算定することはできません。ではどのような場合が処方内容の変更になるかというと概ね上記の例以外で、薬剤が変わっている、服用する量が変わった、服用する薬剤の種類が増減した、服用方法が変わったなどになります。このあたりの解釈はとても重要なので十分に理解しておきましょう。

8　【投薬】投薬料の算定と基礎知識

投薬は、診療行為の中でも特に頻度が高く、皆さんも投薬を受けた経験がないという方はほとんどいらっしゃらないと思います。投薬については、受診した医療機関で投薬を受ける院内処方と、受診した医療機関では処方箋が交付され院外の調剤薬局で投薬を受ける院外処方に分かれています。昨今は、院外処方箋率もかなり向上し、多くの医療機関では処方箋を交付しています。

投薬料では、薬剤料・調剤料・処方料・調剤基本料を算定することになりますが、院外処方の場合は、これらの項目は医療機関では算定せず、処方箋を受け付けた調剤薬局で算定することになります。処方箋を交付した医療機関では、処方箋料のみを算定することになります。まずは、院内処方の算定を確認していきましょう。

院内処方の場合に算定する項目は、

- **薬剤料**
- **調剤料**
- **処方料**
- **調剤技術基本料**

になります。

その他にも、特定保険材料料も算定する項目としてはありますが、投薬においてはあまり算定することがありませんので、今回の解説では省略します。では、点数の一覧を記載しておきます。

投薬料　点数一覧（抜粋）

【投薬料】

			外来	入院
調剤料	内服薬		11点	7点（1日につき）（入院日数を超えての算定不可）
	屯服薬			
	外用薬		8点	
	麻薬、向精神薬、毒薬、覚醒剤原料加算		1点	1点（1日につき）
処方料	処方料	特定の薬剤（※）の場合	18点	—
		7種類以上の内服薬	29点 注1	—
		上記以外	42点	—
	麻薬、向精神薬、毒薬、覚醒剤原料加算		1点	—
	3歳未満加算		3点	—
	特定疾患処方管理加算1（27日以内）		18点	—
	特定疾患処方管理加算2（28日以上）		66点	—
	外来後発医薬品使用体制加算1		5点	—
	外来後発医薬品使用体制加算2		4点	—
	外来後発医薬品使用体制加算3		2点	—
調基	調剤技術基本料		14点	42点
	院内製剤加算		—	10点

【処方箋料】

処方せん料	特定の薬剤（※）の場合	28点	
	7種類以上の内服薬	40点 注1	
	上記以外	68点	
	3歳未満加算	3点	
	特定疾患処方管理加算 1	18点	2回/月
	（27 日以内） 特定疾患処方管理加算 2	66点	1回/月
	（長期投薬・28 日以上） 一般名処方加算1	7点	1回につき
	一般名処方加算2	5点	1回につき

<処方料>

＊3歳未満加算
- 1処方につき所定点数に加算

＊特定疾患処方管理加算1
- 診療所または200床未満の病院にて算定
- 外来の患者（別に厚生労働大臣が定める疾病を主病とするもの）に算定

＊特定疾患処方管理加算2
- 処方期間が28日以上の場合は月1回に限り処方した場合に算定
- 特定疾患処方管理加算との同時算定不可

＊外来後発医薬品使用体制加算
- 別に厚生労働大臣が定める施設基準に適合しているものとして地方厚生局長等に届け出た保険医療機関において投薬を行なった場合に、当該基準に係る区分に従い、1処方につきそれぞれ加算（診療所のみ）

<調剤技術基本料>

＊薬剤管理指導料を算定した場合は、調基の併算定不可。

＊院内製剤加算
- 病院に入院中の患者に対して行った場合のみ**10点**加算。

＊在宅患者訪問薬剤管理指導料を算定している患者については算定不可

＊薬剤師常勤の医療機関においてのみ算定

<処方箋料>

＊3 歳未満加算、特定疾患処方管理加算、特定疾患処方管理加算（長期投薬）の算定要件は処方料と同様 1 処方につき所定点数に加算

＊特定疾患処方管理加算 1
- 診療所または 200 床未満の病院にて算定
- 外来の患者（別に厚生労働大臣が定める疾病を主病とするもの）に算定

＊特定疾患処方管理加算 2
- 処方期間が 28 日以上の場合は月 1 回に限り処方した場合に算定
- 特定疾患処方管理加算との同時算定不可

【ココに注意！】

入院中の患者以外の患者に対して、１処方につき70枚を超えて湿布薬を投薬した場合は、当該超過分に係る薬剤料は算定不可。ただし、医師が疾患の特性等により必要性があると判断し、やむを得ず70枚を超えて投薬する場合には、その理由を処方せん及び診療報酬明細書に記載することで算定可能。

注１　臨時の投薬であって、投薬期間が２週間以内のもの及び地域包括診療加算を算定するものを除く。

※特定の薬剤とは、３種類以上の抗不安薬、３種類以上の睡眠薬、３種類以上の抗うつ薬又は３種類以上の抗精神病薬又は４種類以上の抗不安薬及び睡眠薬（臨時の投薬等のもの及び３種類の抗うつ薬又は３種類の抗精神病薬を患者の病状等によりやむを得ず投薬するものを除く）

9 投薬点数の計算方法

医療機関や調剤薬局で処方される薬剤はすべて厚生労働大臣が単価を決めています。これを薬価と呼びますが、全国統一で値段が定められています。医薬品の分類は大きく２つに分類されますが、一般用医薬品（OTC薬）と医療用医薬品に分かれます。

医療機関で使用する医薬品は医療用医薬品になります。このような薬価は薬価基準という本に収載されていますが、薬価についても点数改定で改定が行なわれますが、概ね引き下げられることが多くなっています。

ちなみに薬価基準では、内用薬、注射薬、外用薬に分類されています。なお投薬料として算定するのは、内用薬と外用薬になります。内服薬とは、経口投与（口から飲み込む薬剤）される薬剤で胃や腸で消化吸収され効果を期待する薬剤になります。外用薬とは、それ以外の薬剤となり、湿布薬・点鼻薬・点眼薬・塗り薬などが該当します。

薬剤料の算定では、レセプト区分21内服薬、レセプト区分22屯服薬、レセプト区分23外用薬に分けて算定します。この中で、内服薬と屯服薬は内用薬になります。内服薬とは、服用時点および服用量が一定であり、服用量が規則的に増量、あるいは減量するような一定の服用方法を「**内服**」といいます。このような服用をする内用薬のことを内服薬となります。

簡単にいうと１日３回毎食後７日分というような処方が内服薬になり、ポイントは○○日分という処方は概ね内服薬として算定することになります。

続いて屯服薬とは、頭痛、腹痛、発熱など、症状が生じたときに臨時的に服用するものを「**屯服**」といい、このような服用をする内用薬のことを「屯服薬」といいます。

たとえば、「頭が痛い時にバファリン配合錠A330を１回に１錠 、２回分投与」した場合などで、服用時点が定まっていない臨時的な処方が「屯服薬」としてレセプト区分22番で算定します。

最後に外用薬ですが、「外用薬」とは、軟膏の塗布、湿布など皮膚や粘膜に作用させることを目的として製剤された薬品のことをいいます。液剤、貼付剤、散布剤、塗布剤、噴霧薬、点眼薬、坐薬、浣腸薬、トローチ剤などが「外用薬」に該当します。

トローチ剤については、口に入れて咽喉頭部の炎症を抑えるために使用しますが、経口投与される薬のように胃腸で消化吸収されて効果が期待されるものではないため「内用薬」には該当せず「外用薬」としてレセプト区分23番で算定します。

【算定上の注意点】

上記が各区分の解釈になりますが、特に算定上注意しないといけないのは内服薬と屯服薬の見分け方になります。上記でも触れましたが、内服薬は定期的に服用する薬剤で○○日分といった処方がされているもの、屯服薬は臨時的な処方で○○回分という処方されているものと考えると判断しやすいと思います。では、薬剤の計算単位から見ていきましょう。

●薬剤の計算単位

・内服薬は、１剤１日分を１単位とする

・屯服薬は、１剤１回分を１単位とする

・外用薬は、１剤１調剤分を１単位とする

・内服薬について

まず内服薬ですが、１剤１日分を１単位となります。ここでの注意点は１剤という解釈です。１剤とは、服用時点（服用方法）が同じで投与日数が同じ薬剤は１剤となります。例えば、

①ＰＬ配合顆粒　　　３ｇ　１日３回毎食後　７日分

②ロキソニン錠60mg　３錠　１日３回毎食後　７日分

という処方が行なわれたとします。この場合、上記①②は飲み方が１日３回毎食後で投与日数が７日分となっています。同じ服用方法で投与日数も同じことから１剤となります。１剤になる薬剤は合算して計算することになります。

PL配合顆粒　３g

ロキソニン錠60mg ３錠　　○○×７日分

※○○は薬価（点数）が入ります。

では、次の例を見てみましょう。

①PL配合顆粒　　　　3g　1日3回毎食後　7日分
②ロキソニン錠60mg　3錠　1日3回毎食後　5日分

このケースの場合、服用方法は同様ですが、投与日数が7日分と5日分で異なります。この場合は、1剤になりませんので、別々に算定することになります。

ＰＬ配合顆粒　　　3g　　　○○×7日分
ロキソニン錠60mg　3錠　　　○○×5日分
※○○は薬価（点数）が入ります。

・頓服薬について

続いて屯服薬を見てみましょう。

屯服薬とは臨時的な投薬になり1剤1回分を1単位として計算しますが、下記のようなケースがあります。

①ロキソニン錠60mg　1錠　疼痛時に1回1錠　5回分
②アモバン錠7.5　　　1錠　不眠時に1回1錠　5回分

屯服薬では、1剤1回分で計算することになりますので、下記のように計算します。

ロキソニン錠60mg　1錠　○○×5回分
アモバン錠7.5　　　1錠　○○×5回分

この例を見てもわかる通り、屯服薬の場合は銘柄ごとに1回に服用する量を計算して回数をかける（×）ことになります。

・外用薬について

続いて外用薬を見てみましょう。

外用薬は1剤1調剤分を1単位として算定します。

ロキソニンテープ20mg　7枚　患部に1日1枚
リンデロンVG軟膏　　　5g　　1日数回塗布

このような外用薬の場合、1剤1調剤分での算定になりますので、下記のようになります。

ロキソニンテープ20mg　　　○○×1
リンデロンVG軟膏　　　　○○×1

このようになりますが、この場合の○○は１調剤分ですから総量の薬価になります。ロキソニンテープの場合だと、７枚を計算して×１、リンデロンの場合は５gを計算して×１になります。

◉薬剤点数の算出方法

では次に薬剤点数の算出方法を見ていきましょう。薬剤の計算は下記のように行ないます。

【１単位の薬剤価格の点数】

・１剤の合計薬価が15円を超える場合
［薬価÷10円］点（小数点以下五捨五超入）
・１剤の合計薬価が15円以下である場合は１点
注）
・１処方につき３種類以上の抗不安薬、３種類以上の睡眠薬、３種類以上の抗うつ薬又は３種類以上の抗精神病薬の投薬又は４種類以上の抗不安薬及び睡眠薬の投薬（臨時の投薬等のもの及び３種類の抗うつ薬又は３種類の抗精神病薬を患者の病状等によりやむを得ず投与するものを除く）を行なった場合には、抗不安薬、睡眠薬、抗うつ薬、抗精神病薬に限り所定点数の100分の80で算定します。
・上記以外であって１処方につき７種類以上の内服薬の投薬（臨時に投薬する場合であって投薬期間が２週間以内のもの及び地域包括診療加算、地域包括診療料を算定するものを除く）を行なった場合には、薬剤料を100分90で算定します（この算定は外来の場合で内服薬のみ）。
「１処方につき」とは、１回に投与された内服薬のすべてにかかります。錠剤、カプセル、散剤、液剤は、１銘柄ごとに１種類とします。ただし、散剤、液剤について、混合して服用できるように調剤したものは、１種類となります。
・特定機能病院及び許可病床400床以上の地域医療支援病院又はそれ以外の許可病床400床以上の病院（一般病床200床未満の病院を除く）であって、初診の患者に占める他の病院又は診療所等からの文書による紹介があるものの割合等が低い保険医療機関において、別に厚生労働大臣が定める薬剤を除き、１処方につき投与期間が30日以上の投薬を行なった場合には、所定点数の100分の40に相当する点数により算定します。

・入院時食事療養費に係る食事療養を受けている患者（流動食・１分粥・３分粥・５分粥を除く）、および入院患者以外にビタミン剤の投与を行なった場合、当該ビタミン剤については算定できません。

ただし、疾患または症状（ビタミン欠乏、食事からのビタミン摂取が困難等）によっては、算定できる場合もあるが、これらについては点数表を参照してください。

・入院中の患者以外の患者に対して治療目的ではなくうがい薬のみを投薬した場合には算定しない。

・入院中の患者以外の患者に対して、１処方につき70枚を超えて湿布薬を投薬した場合は、当該超過分に係る薬剤料は算定できません。

◎算出された点数

内服薬　→　○点　×　○日分

屯服薬　→　○点　×　○回分

外用薬　→　○点　×　１調剤分

注）

「薬価基準」には同じ薬剤名で形状や規格が何種類もあるが、特に規格・単位の指示がなければ、最も価格の低いもので計算します。

これが薬剤の計算方法になりますが、もう少し簡単な計算方法があります。これを五捨五超入といいます。

◉五捨五超入による点数の計算方法

〔１剤の合計薬価 ÷ 10円〕　（小数点以下五捨五超入）

以上の計算方法により、薬剤点数の算出方法は理解できていると思いますが、もっと簡単に点数を算出する方法があります。それが、五捨五超入です。薬価を10で割った数の小数点以下が５以下（0.5以下）の場合は切り捨て、５を少しでも上回れば切り上げるという方法です。たとえば、Aという錠剤（1T=12.60円）２Tが処方されたとしましょう。

12.60円×２Ｔ＝25.20円

この25.20円を五捨五超入するとどうなるでしょうか。

25.20円を10で割ると2.52点となります。小数点以下が0.52となり、5（0.5）を超えているので切り上げることになります。

したがって3点となり、答えは114ページの薬剤の計算式で計算した場合と同じになります。次の例でも計算してみましょう。

Rp①A錠剤（1T=12.60円）　6T　12.60円×6錠=75.60円
　B錠剤（1T= 6.40円）　3T　6.40円×3錠=19.20円
　合計 94.80円となります。

94.80円を10で割ると9.48点となり、五捨五超入すると9点となります。

◉実際のカルテで投薬に使用される略語と薬剤の形状

では、実際のカルテを読み取っていく上で使用される略称や形状の記載について確認しましょう。昨今は、電子カルテを使用している医療機関が多くなりましたので、記載文字等の標準化が進み数十年前と比較し、各段に読み取りやすくなりました。以前は紙カルテが主流でしたので、文字が読み取りにくく私の経験でもカルテの読み取り（文字）に慣れるまで、かなりの時間を要しました。では、まず薬剤の形状から見ておきましょう。薬剤の形状には多くの種類がありますが、代表的なものは下記になります。

【薬剤の単位】

・散剤（粉末）（末、散、顆粒）……g
・錠剤……錠、T（Tabletの略）
・カプセル剤……カプセル、C（Capsuleの略）
・液剤……ml、cc
・坐剤……個

上記が代表的なものになりますが、実際のカルテには下記のように記載されます。

散剤
　PL配合顆粒　3g
錠剤

ロキソニン錠60mg　3T
カプセル剤
　セルベックスカプセル50mg　3C
液剤
　フスコデ配合シロップ　3ml
坐剤
　ボルタレンサポ25mg　5個

　上記のようにカルテに記載されます。ちなみに薬剤名の後に○○mgという記載がされているものが多くありますが、これは含有量になります。同じ名称の薬剤であっても、含有量が異なる薬剤も多くあります。これを規格と呼びますが、例としては下記のようなものがあります。規格が変わると当然のこととして単価も変わりますので、記載に注意して算定まちがいのないようにしましょう。

（例）
アダラートカプセル5mg……12.7円
アダラートカプセル10mg……14円

　このように同じ薬剤でも規格が複数ある薬剤が多くあります。算定上注意しましょう。では続いて略語について確認しましょう。

【投薬に使用される略語】

　カルテには多くの略語が用いられます。投薬で使用される略語の代表的なものは次の通りです。この中でも特によく用いられるものを太字にしています。

- **「Rp」…処方の頭に書く、「処方せよ」（Recipe）という意味**
- 「×10倍散」…レセプトには10%と記載
- 「×100倍散」… レセプトには1%と記載
- **「分3」「3×」**「3×tgl」… **いずれも1日に3回に分けて服用という意味**
- 「b.i.d」…1日2回に分けて服用という意味（bis in die）
- 「b.i.n」…夜中2回（bis in nocte）
- 「o.m」…毎朝（omni mane, omn man）
- 「Omn.bih」…2時間ごと（omni bihora）
- 「6st×4」… 6時間おきに1日4回服用という意味
- 「v.d.E」… 食前という意味（vor dem Essen）

・「n.d.E」… 食後という意味 (nach dem Essen)
・「z.d.E」…食間という意味 (zwischen dem Essen)
・「h.s.又はv.d.s」…就眠時に服用という意味 (hora somni)
・**「TD又はT」…何日分という意味**
・**「W」…1週間という意味**
・**「do」…「同上の」、「前と同じ」という意味**
・**「P」…何回分、何包という意味**
・**「SY」…シロップ**
・**「DSY」…ドライシロップ**

以上のようなものがありますが、この中でも特によく用いられるものについてみていきましょう。

①とても重要な「Rp」という略語

まず**Rp**ですが、これは極めて重要な略語になります。レセプト区分20番台で算定する薬剤の場合は必ずRpという記載が出てきます。逆に言うとRpという表記がなく記載されている薬剤は、投薬料として算定する薬剤ではないということになります。とても重要な略語なので必ず覚えましょう。

②飲み方を表す「分3」の表記

次に**分3**という表記ですが、これは飲み方を表しています。1日3回に分けて飲むということを表しています。例えば分3毎食後などの記載が出てきます。飲み方については、分3以外にも分2（朝夕食後など）、分1（朝食前、朝食後、寝る前など）、分4（毎食後、眠前など）があります。このような服用方法は内服薬として算定することになりますが、内服薬（レセプト区分21）の計算単位は、前述したように1日分の薬剤を計算し、日数をかけることになりますので、算定上注意しておいてください。

③内服薬で用いる投与日数を表す「TD」という表記

続いてTDですが、これは投与日数になります。これも内服薬で用いられる略称になりますが、TDという表記があればレセプト区分21で算定する薬剤であると判断しましょう。

④前回と同様の薬剤を処方する際に用いられる「do」という表記

次にdoですが、この表記もカルテにはよく使用されます。これは前回と同じ薬剤を処方する際に使用されますので、doという記載があれば、過去の処方からどれのdoなのかを正しく判断できるようにしましょう。

⑤何回分・何包の意味を表す「P」とい表記

Ｐですが、これは屯服薬で多く使用されることになります。Ｐとはパックの略で何回分とか何包という意味を持っています。屯服薬では、１回に服用する量を計算し回数を×ことになりますので覚えておきましょう。

⑥シロップ剤に用いられる「ＳＹ」「ＤＳＹ」という表記

最後にＳＹやＤＳＹですが、シロップ剤に用いられる略語になります。ＤＳＹとはドライシロップのことを指し、粉薬の一種で水に溶かして服用する薬剤のことをいいます。

以上が投薬に用いられる略称になりますので、実際のカルテの記載から正確に読み取れるように繰り返し練習しましょう。

ここまでが薬剤料の算定の解説になります。続いて投薬の２つ目の調剤料をみていきましょう。

10 調剤料の算定の基礎知識

調剤料とは医師又は薬剤師が薬剤を調合することに対しての技術料になります。算定する点数は外来と入院で異なりますが、本書では外来を中心に解説していきます。

調剤料は下記のような点数が設定されています。

●調剤料の点数

・内用薬（内服薬・屯服薬）……１回の処方に対して11点

・外用薬……１回の処方に対して８点

算定する点数は上記のようになります。１回の処方に対してとは、薬剤の銘柄数、投与日数にかかわらず**11点**を算定することになりますが、注意点としては内用薬として点数が設定されている点です。これはどういった解釈になるかというと、内服薬単独で処方されても、内服薬と屯服薬の両方が処方されても、屯服薬だけが処方された場合でも11点しか算定することができないことになります。

（例）

４／１

Ｒｐ①　PL配合顆粒　３ｇ　１日３回毎食後　５TD

②　ロキソニン錠60mg　１Ｔ 発熱時に１回１錠服用　５Ｐ

上記のような処方が行なわれたとしましょう。この場合、Rp①は5TDとなっていますので、内服薬としてレセプト区分21で算定することになります。Rp②については５Ｐとなっています。定期的に服用する薬剤ではなく臨時的に症状が現れたときに服用する薬剤になり、屯服薬としてレセプト区分22で算定することになります。調剤料の算定については、上記の解説から、内服薬と屯服薬の両方が同時に処方されていますが、内用薬の調剤料**11点**を算定することになります。では次の例をみてみましょう。

４／１

Rｐ① ロキソニン錠60mg　１Ｔ 発熱時に１回１錠服用　５Ｐ

このように屯服薬が単独で処方されたとしましょう。この場合も、屯服薬は内用薬に該当しますので、調剤料として**11点**を算定することになります。続いて外用薬の算定ですが、外用薬についても銘柄数や投与量にかかわらず、１回の処方に対して**８点**を算定することになります。算定例をみてみましょう。

Rｐ①ハップスターID70mg　14枚　　1日１回患部に貼付
　②ボルタレンサポ25mg　３個　　発熱時に１回１個使用

このように外用薬が２銘柄処方されていますが、外用薬の調剤料としては銘柄数や数量にかかわらず１回の処方に対して**８点**を算定することになります。では最後に次の例を見ておきましょう。

Rｐ①PL配合顆粒　　３ｇ　１日３回毎食後　５TD
　②ロキソニン錠60mg　１Ｔ 疼痛時に１回１錠　３Ｐ
　③ハップスターID70mg　14枚

このような処方が行なわれた場合、Rｐ①が内服薬、②が屯服薬、③が外用薬になりますので、
内用薬調剤料　**11点**
外用薬調剤料　**８点**
を算定します。では、続いて処方料の算定を学習しましょう。

●処方料の算定

処方料は医師が適切な薬剤を投与するための専門の技術料といえます。患者の病状に応じて最適な薬剤を投与するためには、高度な知識と経験が必要になります。このような点を評価した点数が処方料になります。処方料については外来でのみ算定できるものになり、入院では算定することができません。では処方料の点数をみてみましょう。

- **特定の薬剤の場合**※1　**18点**
- **内服薬７種類以上**　**29点**
- **上記以外の場合**　**42点**

※１　特定の薬剤とは、３種類以上の抗不安薬、３種類以上の睡眠薬、３種類以上の抗うつ薬又は３種類以上の抗精神病薬又は３種類以上の抗精神病薬の投薬又は４種類以上の抗不安薬及び睡眠薬（臨時の投薬等のもの及び３種類の抗うつ薬又は３種類の抗精神病薬を患者の病状等によりやむを得ず投与するものを除く）
※２　入院中の患者以外の患者に対して、治療目的ではなくうがい薬のみを投薬した場合には算定できません
※３　入院中の患者以外の患者に対して、１処方につき70枚を超えて湿布薬を投薬した場合は薬剤料、調剤料、処方料及び調剤技術基本料は算定できません（薬剤料は当該超過分に限る）

●処方料の加算

・特定疾患処方管理加算１　（月２回）**18点** ＊処方期間27日以内
・特定疾患処方管理加算２　（月１回）**66点** ＊処方期間28日以上
・外来後発医薬品使用体制加算１　**５点**（要届出）
・外来後発医薬品使用体制加算２　**４点**（要届出）
・外来後発医薬品使用体制加算３　**２点**（要届出）

上記が処方料の基本点数と加算になります。まず基本点数の算定の考え方ですが、先の調剤料とは異なり、内用薬・外用薬にかかわらず、Rpとして投薬が行なわれれば、１回の処方に対して算定します。多くの場合は、42点の処方料を算定することになります。基本点数の特定の薬剤の場合では、※１に記載されている通り、向精神薬（睡眠薬等）等が３種類以上処方されている場合に算定することになります。診療科的には、精神科などの場合で該当するケースがあります。続いて内服薬７種類以上の場合ですが、これは多剤投与に該当するケースです。種類の考え方については後述しますが、多くの薬剤を投薬として処方した場合は、処方料が減額され29点の処方料を算定します。上記以外の場合の42点では、向精神薬が３種類以上や７種類以上の内服薬の投与に該当しない場合すべてを指しています。このため42点の処方料を算定することが多くなります。では、処方料に出てくる種類について理解しておきましょう。

◉種類数の考え方

これは**205円ルール**が適用されますが、205円ルールとは、内服薬の計算単位

である１剤（服用方法が同じで投与日数が同じもの）の合計薬価が205円以下、すなわち**20点までの薬剤は何銘柄の薬剤が処方されていても１種類として考える**ことになります。逆に１剤の計算単位が205円を超える場合、すなわち21点以上の薬剤は銘柄数＝種類数として考えます。下記の例を見てみましょう。

Rp ①　○○錠　3Ｔ
　　　○○錠　３錠
　　　○○カプセル　3Ｃ　　　1日3回　毎食後　　7TD
　②　○○錠　2Ｔ
　　　○○錠　2Ｔ
　　　○○錠　2Ｔ　　　　　　1日2回　朝夕食後　7TD
　③　○○錠　1Ｔ
　　　○○錠　1Ｔ　　　　　　1日1回　就寝前　　7TD

このような処方があったとします。Rp①では３銘柄の薬剤が処方されています。②でも３銘柄の薬剤が処方されています。③では２銘柄の薬剤が処方されています。Rp①②③共に投与日数は同じですが、服用方法（飲み方）が異なっています。したがって３剤の内服薬が処方されていることになり、Rp①②③を各々計算することになります。計算した結果、下記のようになったとしましょう。

Rp ①→20点×７TD
　②→15点×７TD
　③→10点×７TD

この場合、Rp①②③共に１剤の点数が20点以下になっています。したがって、８銘柄（Rp①3銘柄、②３銘柄、③２銘柄の合計８銘柄）の薬剤が処方されていますが、種類数でいうと３種類になり、42点の処方料を算定することになります。では、次のケースではどうなるでしょう。

Rp ①→21点×７TD
　②→25点×７TD
　③→30点×７TD

このようにRp①②③のすべてが１剤の点数が21点を超えています。この場合は、種類数＝銘柄数となりますので、Rp①３種類、②３種類、③２種類となり、８種類の薬剤が投与されたことになり、多剤投与に該当します。したがって処方料としては29点を算定することになります。

以上が、処方料における種類数の考え方になります。少し複雑な解釈ですが、現在の実務では医事コンピュータや電子カルテが普及しているので、あまり気にする必要はありません。調剤料や処方料は加算も含めて自動算定される項目になりますので、完全に理解していなくても算定漏れが起こる可能性は低いといえます。したがって種類数の考え方よりも各区分の計算単位や一剤を理解することのほうが実務では必要になります。ただし、検定試験棟を受験する場合は必要な知識になりますので、受験を検討している方は十分に理解しておきましょう。

●処方料の加算

次に処方料の加算について解説します。処方料の加算は多く設定されていますが、特に年齢についての加算と特定疾患を患っている患者に対して処方が行なわれた場合の加算について算定頻度が高いので解説しておきます。

まず年齢に対しての加算ですが、**乳幼児加算**として処方料に対して**３点**加算されます。乳幼児加算という表記はこれまでの内容でも初診料や再診料などの基本診療料でも出てきています。基本診療料で出てきた乳幼児加算は６歳未満が対象になっていましたが、処方料に対する乳幼児加算は対象年齢が異なります。処方料に対しての乳幼児加算は上記にもあるように３歳未満になっています。同じ乳幼児加算という表記でも項目によって対象年齢が異なりますので、注意が必要です。ただし、この乳幼児加算についても電子カルテ等で自動的に年齢が判断され、自動算定されますので算定漏れにつながる可能性はほぼないといえます（患者登録で生年月日の入力が誤っており、対象年齢を超えている場合は当然自動算定してきません）。

次に特定疾患を患っている患者に対しての加算ですが、特定疾患処方管理加算１と２があります。ここでいう特定疾患とは、本章の冒頭で解説した特定疾患療養管理料と対象になっている疾患は同様です。算定についても概ね似た部分がありますが、特定疾患療養管理料は初診から１か月以内は算定することができませんでしたが、この特定疾患処方管理加算は初診日から算定することができます。ただし、特定疾患療養管理料と同様に200床未満の病院及び診療所でしか算定することはできません。200床を超える医療機関では算定することができませんので注意しましょう。とはいえこの特定疾患処方管理加算についても傷病名として特定疾患が登録されていれば、自動的に算定してくる加算になりますので、算定漏れは起こりにくい加算といえます。算定上注意が必要なのは１と２のどちらを算定するかになりますが、これには投与日数が関係しています。１回の処方で28日以上の内服薬（特定疾患に係る薬剤に限る）が処方されている場合は、２の66点を月に１回算定します。これ以外の処方の場合はすべて１の18点を算定します。１については月に２回まで算定することができ、処方内容も特定疾患の治療に関する薬剤以外の場合でも、傷病名に特定疾患があればたとえ外用薬だけの処方であったとしても算定することができます。ただし、１と２は同一月でいずれか一方でしか算定することができませんので注意が必要です。特定疾患については医学管理等の特定疾患療養管理料の項で復習しておいてください。続いて、調剤料及び処方料に共通して設定されている加算についてみておきましょう。

●麻薬等加算

麻薬、向精神薬、覚醒剤原料または毒薬を調剤した場合は、内服薬、屯服薬、外用薬などの区分、散剤、用法、用量の如何にかかわらず外来の場合は１回の処方に対して、入院の場合は１日につき、調剤料に対して1点を加算します。また、処方料に対しても外来の場合は１処方につき１点が加算されます。入院の場合は、処方料の算定ができないため加算することはできません。したがって、外来の場合は調剤料に対して１点、処方料に対して１点の、合計２点が加算されることになり、入院の場合は調剤料に対して１点のみの加算ということになります。また、薬価基準には「劇」「局」と表示されている薬剤がありますが、麻毒加算の対象にはなりませんので注意してください。

・麻薬

鎮静、麻酔などに使用されるもので、知覚を失わせる作用があります。投薬で使用される薬剤には、リン酸コデインやリン酸ジヒドロコデインなどがあり、薬価基準には薬価の前に「麻劇」「麻」と表示されています。

＊リン酸コデイン散１％については「麻劇」の表示がなく、加算できませんので注意してください。

・向精神薬

一般的にその薬理作用が中枢神経に働き、精神機能に影響を与える薬物の総称ですが、実際は精神神経疾患に治療的影響を与える薬と同義に用いられていることが多くあります。投薬で使用されている向精神薬には、セレナールやセルシン、ユーロジンやベンザリン（睡眠誘導剤）、ランドセン（抗てんかん剤）等があり、薬価の前に「向」と表示されています。

・覚醒剤原料

中枢神経への作用、気管支筋弛緩作用または鼻粘膜疾患の収縮作用などがあります。投薬で使用されている覚醒剤原料には、セレギリン塩酸塩やエフピーOD錠2.5などがあり、「覚劇」「覚」と表示されています。

・毒薬

ごく少量で激しく作用し、生命の危険を招くこともあります。投薬で使用される薬剤には、アンカロンやジスチグミン臭化物などがあり、薬価の前に「毒」と表示されています。では、院内処方時の投薬料の最後になりますが、調剤技術基本料の算定を見ていきましょう。

【調剤技術基本料の算定のポイント】

調剤技術基本料薬剤師が常勤している医療機関で院内処方が行なわれた場合に月に１回算定する項目になります。

・外来の場合は**14点**

※院内製剤加算　**10点**

・入院の場合は**42点**

を算定することになります。

算定としては単純ですが、いくつか注意点があります。外来に関しての注意点としては１カ月（同一月）に行なわれる投薬のすべてが院内処方であることが挙げられます。調剤技術基本料は、医療機関の薬剤師がその患者に処方される薬剤のすべてを管理することを評価された点数になります。したがって同一月内で１回でも院外処方箋が交付された場合、院外処方における薬剤は外部の調剤薬局の薬剤師が管理していることになり、調剤技術基本料の趣旨から外れることになります。したがって、同一月の投薬がすべて院内処方されていることが要件となります。

【処方箋料の算定のポイント】

これまで院内処方の場合に算定する項目、薬剤料・調剤料・処方料・調剤技術基本料の算定について解説してきましたが、院外処方の場合に算定する項目を確認していきましょう。実務においては処方箋発行率が年々増加していますので、病院や診療所で勤務した場合は、処方箋料として算定することが多いと思います。処方箋を交付した場合、医療機関では薬剤は渡しませんので、処方箋の費用だけを算定することになり、院内処方と比較し算定はシンプルになります。算定する点数は下記になります。

●処方箋料（処方箋交付１回につき）

・処方箋料１　28点

３種類以上の抗不安薬、３種類以上の睡眠薬、３種類以上の抗うつ薬又は３種類以上の抗精神病薬又は４種類以上の抗不安薬及び睡眠薬の投薬（臨時の投薬等のもの及び３種類の抗うつ薬又は３種類の抗精神病薬を患者の病状等によりやむを得ず投与するものを除く）を行なった場合。

・処方箋料２　40点

７種類以上の内服薬の投薬（臨時の投薬であって、投与期間が２週間以内のもの及び地域包括診療加算を算定するものを除く）を行なった場合。

・処方箋料３　68点

１及び２以外の場合。

・乳幼児加算（３歳未満）　処方箋交付１回につき　３点

・抗悪性腫瘍剤処方管理加算（200床以上の病院に限る）　70点

・特定疾患処方管理加算１　処方箋交付1回につき　18点

診療所・200床未満の病院　処方期間27日以内（月２回）

・特定疾患処方管理加算２　処方箋交付1回につき　66点

診療所・200床未満の病院　処方期間28日以上（月１回）

・一般名処方加算１（１回につき）　7点

２品目以上で後発医薬品のあるすべての医薬品が一般名処方されている場合

・一般名処方加算２（１回につき）　5点

１品目でも一般名処方されている医薬品が含まれている場合

・向精神薬調整連携加算　12点

＊特定機能病院及び許可病床400床以上の地域医療支援病院又はそれ以外の許可病床400床以上の病院（一般病床200床未満の病院を除く）であって、初診の患者に占める他の病院又は診療所等からの文書による紹介があるものの割合が低い保険医療機関において、別に厚生労働大臣が定める薬剤を除き、１処方につき投与期間が30日以上の投薬を行なった場合には所定点数の100分の40に相当する点数により算定します。

＊入院中の患者以外の患者に対して治療目的ではなくうがい薬のみを投薬した場合には算定できません。

＊薬剤の一般的名称を記載する処方箋を交付した場合、処方内容に応じ処方箋の

交付１回につきそれぞれ加算します。
＊入院中の患者以外の患者に対して、１処方につき70枚を超えて湿布薬を投薬した場合は、処方箋料は算定できません。

上記が算定する点数一覧になりますが、処方箋料１、２、３についての解釈は院内処方の際に学習した処方料と同様の解釈になります。加算についても同様の解釈になっていますので復習しておきましょう。院内処方と比較し算定する項目が少ないので間違いにくいとは思いますが、実務で算定漏れのないように理解しておきましょう。

【カ 「投薬」欄について】

（ア）入院分について
①内服薬及び浸煎薬を投与した場合は内服の項に、屯服薬を投与した場合は屯服の項に、外用薬を投与した場合は外用の項にそれぞれの調剤単位数及び薬剤料の総点数を記載し、その内訳については、「摘要」欄に所定単位当たりの薬剤名、投与量及び投与日数等を記載すること。また、調剤料を算定する場合は、調剤の項に日数及び点数を記載すること。
②薬剤名、規格単位（％又はｍｇ等）及び投与量を「摘要」欄に記載すること。ただし、医事会計システムの電算化が行なわれていないものとして地方厚生（支）局長に届け出た保険医療機関（以下「届出保険医療機関」という。）については、薬剤料に掲げる所定単位当たりの薬価が175円以下の場合は、薬剤名、投与量等を記載する必要はないものとすること。なお、複数の規格単位のある薬剤について最も小さい規格単位を使用する場合は、規格単位は省略して差し支えない。
③麻薬、向精神薬、覚せい剤原料又は毒薬を処方調剤した場合は、麻毒の項に日数及び点数を記載すること。
④調剤技術基本料を算定した場合は、調基の項に所定点数を記載すること。なお、院内製剤加算を算定した場合は、調基の項に名称及び当該加算を加算した点数を記載すること。
（イ）入院外分について
①内服薬及び浸煎薬を投与した場合は内服の「薬剤」の項に、屯服薬を投与した場合は屯服の項に、外用薬を投与した場合は外用の「薬剤」の項にそれぞれの薬剤料の所定単位による総投与単位数と総点数を記載し、その内訳については、「摘

要」欄に所定単位当たりの薬剤名、投与量及び投与日数等を記載すること。
②内服の「調剤」の項には内服薬、浸煎薬及び屯服薬の投与回数及び点数を、外用の「調剤」の項には、外用薬の投与回数及び点数を記載すること。
③処方の項は、処方箋を交付しない場合において処方回数及び点数を記載すること。
④薬剤名、規格単位（％又はmg等）及び投与量を「摘要」欄に記載すること。ただし、届出保険医療機関については、薬剤料に掲げる所定単位当たりの薬価が１７５円以下の場合は、薬剤名、投与量等を記載する必要はないものとすること。なお、複数の規格単位のある薬剤について最も小さい規格単位を使用する場合は、規格単位は省略して差し支えない。
⑤１回の処方において、抗不安薬を３種類以上、睡眠薬を３種類以上、抗うつ薬を３種類以上、抗精神病薬を３種類以上又は抗不安薬及び睡眠薬を４種類以上投与した場合であって、薬剤料（抗不安薬、睡眠薬、抗うつ薬及び抗精神病薬に係るものに限る。）を所定点数の１００分の８０に相当する点数で算定した場合は、「摘要」欄に、薬剤名の下に算定点数を記載（合計点数のみを記載）し又は算定点数から所定点数の合計を控除して得た点数を△書きにより記載し、その区分の前に精減と表示すること。
⑥常態として、内服薬７種類以上を処方し、薬剤料を所定点数の合計の１００分の９０に相当する点数で算定した場合は、「摘要」欄の当該処方に係る薬剤名を区分して記載するとともに、薬剤名の下に算定点数を記載（合計点数のみを記載）し又は算定点数から所定点数の合計を控除して得た点数を△書きにより記載し、その区分の前に減と表示すること。
⑦また、初診料の注２、注３又は外来診療料の注２、注３を算定する保険医療機関において投与期間が３０日以上の処方をし、薬剤料を所定点数の合計の１００分の４０に相当する点数で算定した場合は、「摘要」欄の当該処方に係る薬剤名を区分して記載するとともに、薬剤名の下に算定点数を記載（合計点数のみを記載）し又は算定点数から所定点数の合計を控除して得た点数を△書きにより記載し、その区分の前に減と表示すること。
⑧麻薬、向精神薬、覚せい剤原料又は毒薬を処方調剤した場合は、麻毒の項に処方回数及び点数を記載すること。
⑨調剤技術基本料を算定した場合は、調基の項に所定点数を記載すること。
⑩乳幼児加算を算定した場合は、処方の項に当該加算を加算した点数を記載すること。この場合、乳幼児加算の表示は必要がないこと。

⑪特定疾患処方管理加算１又は２を算定した場合は、処方の項に当該加算を加算した点数を記載し、「摘要」欄に名称、回数及び点数を記載すること。
⑫抗悪性腫瘍剤処方管理加算を算定した場合は、処方の項に当該加算を加算した点数を記載し、「摘要」欄に名称を記載すること。
⑬外来後発医薬品使用体制加算１、２又は３を算定した場合は、処方の項に当該加算を加算した点数を記載し、「摘要」欄に名称を記載すること。
⑭向精神薬調整連携加算を算定した場合は、処方の項に当該加算を加算した点数を記載 し、「摘要」欄に名称を記載すること。
（ウ）厚生労働大臣の定める評価療養、患者申出療養及び選定療養第１条第４号又は第１条第６号に係る医薬品を投与した場合は、次の例により「摘要」欄に「薬評」と記載し、当該医薬品名を他の医薬品と区別して記載すること。

〔記載例〕

ラシックス錠20mg　　１錠
アルダクトンＡ錠25mg　１錠　３×５
リピトール錠10mg　　１錠　１０×５　（薬評）
エフピーＯＤ錠2.5

サ 「その他」欄について
（ア）外来患者に対し処方箋を交付した場合は、処方せんの項に回数及び点数を記載し、その内訳を「摘要」欄に記載すること。乳幼児加算を算定した場合は、処方せんの項に当該加算を加算した点数を記載すること。この場合、乳幼児加算の表示は必要がないこと。また、特定疾患処方管理加算１又は２を算定した場合は、処方せんの項に当該加算を加算した点数を記載し、「摘要」欄に名称、回数及び点数を記載すること。また、抗悪性腫瘍剤処方管理加算を算定した場合は、処方せんの項に当該加算を加算した点数を記載し、「摘要」欄に名称を記載すること。一般名処方加算１又は２を算定した場合は、処方せんの項に当該加算を加算した点数を記載するとともに、「摘要」欄に名称を記載すること。向精神薬調整連携加算を算定した場合は、処方せんの項に当該加算を加算した点数を記載するとともに、「摘要」欄に名称を記載すること。

挑戦してみよう！　特掲診療料・投薬 練習問題　※答えは次ページに！

　ではここで『カ「投薬」欄について』の記載方法を参考にして、練習問題のカルテを元に診療報酬明細書（レセプト）を作成してみましょう。

【問題１】

（診療所　薬剤師なし）48 歳外来患者
Rp）セフゾンカプセル　100mg　3C　（1C=58.60円）
ソランタール錠50mg　3T　分3　4TD　（1T=9.60円）

20 投薬			
	21　内服薬剤単位　　　　　　　単位		
	内服調剤×　回　　×　　　回		
	22　屯服薬剤単位　　　　　　　単位		
	23　外用薬剤単位　　　　　　　単位		
	外用調剤×　回　　×　　　回		
	25　処　方×　回　　×　　　回		
	26　麻　毒回　　　　　　　回		
	27　調　基		

【問題２】

（診療所　薬剤師なし）30 歳外来患者
Rp）モーラスパップ30mg　10cm×14cm　14枚（７日分）（1枚=19.50円）

20 投薬			
	21　内服薬剤単位　　　　　　　単位		
	内服調剤×　回　　×　　　回		
	22　屯服薬剤単位　　　　　　　単位		
	23　外用薬剤単位　　　　　　　単位		
	外用調剤×　回　　×　　　回		
	25　処　方×　回　　×　　　回		
	26　麻　毒回　　　　　　　回		
	27　調　基		

【問題３】

（診療所　薬剤師なし）　6 月 1 日 40 歳外来患者
Rp）クラリチン錠10mg　朝1T　7日分投与　（1T=77.60円）

20 投薬			
	21　内服薬剤単位　　　　　　　単位		
	内服調剤×　回　　×　　　回		
	22　屯服薬剤単位　　　　　　　単位		
	23　外用薬剤単位　　　　　　　単位		
	外用調剤×　回　　×　　　回		
	25　処　方×　回　　×　　　回		
	26　麻　毒回　　　　　　　回		
	27　調　基		

※薬価は令和元年 10 月現在のものを使用しています。

特掲診療料・投薬 練習問題解答

【問題 1】

薬剤料（58.60円×3C）＋（9.60円×3錠）→204.6円÷10→20点×4日分

調剤料　内服9点　処方料（7種類未満）42点　※薬剤師なしのため調基算定不可

20 投 薬	21	内服薬剤単位			4	単位	80	㉑	*セフゾンカプセル　100mg　3C
		内服調剤× 回	11	×	1	回	11		ソランタール錠50mg　3T　20×4
	22	屯服薬剤単位				単位			
	23	外用薬剤単位				単位			
		外用調剤× 回		×		回			
	25	処　方× 回	42	×	1	回	42		
	26	麻　毒回				回			
	27	調　基							

【問題 2】

薬剤料 19.50円×14枚→273.0円÷10→27.3点→27点×1

調剤料　外用6点　処方料(7種類未満)42点　※薬剤師なしのため調基算定不可

20 投 薬	21	内服薬剤単位				単位		㉓	*モーラスパップ30mg　10cm×14cm　14枚
		内服調剤× 回		×		回			（7日分）　27×1
	22	屯服薬剤単位				単位			
	23	外用薬剤単位			1	単位	27		
		外用調剤× 回	8	×	1	回	8		
	25	処　方× 回	42	×	1	回	42		
	26	麻　毒回				回			
	27	調　基							

【問題 3】

薬剤料77.60円×1錠→77.6円÷10→7.76点→8点×7日分

調剤料　内服9点　処方料（7種類未満）42点　※薬剤師なしのため調基算定不可

20 投 薬	21	内服薬剤単位			7	単位	56	㉑	*クラリチン錠10mg　1T　8×4
		内服調剤× 回	11	×	1	回	11		
	22	屯服薬剤単位				単位			
	23	外用薬剤単位				単位			
		外用調剤× 回		×		回			
	25	処　方× 回	42	×	1	回	42		
	26	麻　毒回				回			
	27	調　基							

11 【注射】注射料の算定の基礎知識

注射料はレセプト区分31～33になります。注射は投薬などの経口投与などでは効果が期待できない時などに認められる診療行為です。診療の具体的な方針が定められている療養担当規則にも注射を行なってもいい時が定められています。療養担当規則では、下記のように注射を定めています。

【保険医療機関及び保険医療養担当規則】

四　注射

イ　注射は、次に掲げる場合に行なう。

(1)　経口投与によつて胃腸障害を起すおそれがあるとき、経口投与をすることができないとき、又は経口投与によっては治療の効果を期待することができないとき。

(2)　特に迅速な治療の効果を期待する必要があるとき。

(3)　その他注射によらなければ治療の効果を期待することが困難であるとき。

ロ　注射を行なうに当たっては、後発医薬品の使用を考慮するよう努めなければならない。

ハ　内服薬との併用は、これによって著しく治療の効果を挙げることが明らかな場合又は内服薬の投与だけでは治療の効果を期待することが困難である場合に限って行なう。

ニ　混合注射は、合理的であると認められる場合に行なう。

ホ　輸血又は電解質若しくは血液代用剤の補液は、必要があると認められる場合に行なう。

上記のように定められていますが、みていただくとおわかりの通り、注射を行なうには、注射を行なうことが有効である理由が必要になっています。例えば(1)に記載されている内容からすると、胃に疾患があり内服薬の投与が困難な場合、経口投与ができない時とは、嘔吐症状が激しいなど内用薬が消化吸収される胃や腸に届かない場合なども想定されています。

また経口投与によって治療効果を期待できない場合は、下痢症状が強く消化吸収せずに排泄されてしまう場合もあるでしょう。注射という診療行為は、一般的に良く使用されるように感じると思いますが、診療報酬算定上は、細かくルールが定められています。この結果、レセプトの審査についても厳しく、上記のような療養担当規則に沿った状態で注射が行なわれているかを審査されます。医療事務員としては、このような点も十分に理解した上で業務に当たる必要があります。

【注射料の算定のポイント】

では、早速注射料の算定をみていきましょう。

次頁が注射料の一覧（抜粋）になります。まず注射料は下記の項目の算定を行ないます。

・注射実施料（注射を行なう技術料）
・薬剤料（注射に使用する薬剤の費用）
・特定保険医療材料料（特殊な注射針等）

このような項目についてカルテから読み取り注射料を算定することになりますが、まずは注射料の算定全体に関するポイントから解説していきます。

■注射に用いられる略称】

A → アンプル、管
Inj → 注射
V → バイアル、瓶
DIV → 点滴
Aq → アクア（注射用水）
IVH → 中心静脈注射
G、Z → ブドウ糖
iv 又はIV → 静注（静脈内注射）（intravenous injection）
im 又はIM → 筋注（皮内、皮下及び筋肉内注射）（intramuscular injection）

まず注射薬の単位に用いられるA（アンプル、管）、V（バイアル、瓶、袋）があります。注射薬についてはこのいずれかの単位で記載されますので、アンプルとバイアルの違いを理解しておく必要があります。

・A（アンプル）

アンプルとは、一度開封すると残りを後で使用することができない形状になっ

注射料　点数一覧（抜粋）

【注射手技料及び加算点数】

<table>
<tr><td>皮内、皮下及び筋肉内注射</td><td>1回につき</td><td>（外来患者のみ）</td><td>20点</td></tr>
<tr><td>静脈内注射</td><td rowspan="2">1回につき</td><td>（外来患者のみ）</td><td>32点</td></tr>
<tr><td>6歳未満の乳幼児加算</td><td>（外来患者のみ）</td><td>45点</td></tr>
<tr><td rowspan="2">動脈注射</td><td rowspan="2">1日につき</td><td>1. 内臓の場合（肺動脈起始部、大動脈弓など）</td><td>155点</td></tr>
<tr><td>2. その他の場合（頸動脈、鎖骨下動脈、股動脈など）</td><td>45点</td></tr>
<tr><td rowspan="4">点滴注射</td><td rowspan="4">1日につき</td><td>1. 6歳未満のもの（1日の注射量が100mL以上）</td><td>144点</td></tr>
<tr><td>2. 1以外のもの（6歳以上）（1日の注射量が500mL以上）</td><td>98点</td></tr>
<tr><td>3. その他の場合（外来患者に限る）
① 6歳未満のもの（1日の注射量100mL未満）</td><td>94点</td></tr>
<tr><td>② 6歳以上のもの（1日の注射量500mL未満）</td><td>49点</td></tr>
<tr><td>中心静脈注射</td><td rowspan="3">1日につき</td><td></td><td>140点</td></tr>
<tr><td>6歳未満の乳幼児加算</td><td></td><td>50点</td></tr>
<tr><td>血漿成分製剤加算
（文書による説明を行った場合）</td><td></td><td>50点</td></tr>
<tr><td>中心静脈注射用カテーテル挿入</td><td rowspan="3">—</td><td></td><td>1,400点</td></tr>
<tr><td>6歳未満の乳幼児加算</td><td></td><td>500点</td></tr>
<tr><td>静脈切開法加算</td><td></td><td>2,000点</td></tr>
<tr><td>腱鞘内注射</td><td>1回につき</td><td></td><td>27点</td></tr>
<tr><td>関節腔内注射</td><td>1回につき</td><td>関節穿刺、関節腔内注射を同一日に行った場合は主たるもののみ算定する。</td><td>80点</td></tr>
<tr><td>硝子体内注射</td><td>—</td><td>片側ずつ</td><td>580点</td></tr>
</table>

<table>
<tr><td rowspan="3">通則による加算</td><td>生物学的製剤注射加算</td><td>15点</td></tr>
<tr><td>精密持続点滴注射加算（1日につき）</td><td>80点</td></tr>
<tr><td>麻薬注射加算</td><td>5点</td></tr>
</table>

【無菌製剤処理料】（要届出）

<table>
<tr><td>無菌製剤処理料1</td><td>悪性腫瘍に対して用いる薬剤が注射される一部の患者
イ. 閉鎖式接続器具を使用した場合
ロ. イ以外の場合</td><td>
180点
45点</td></tr>
<tr><td>無菌製剤処理料2（1以外のもの）</td><td>皮内注射、皮下注射、筋肉内注射、動脈注射、抗悪性腫瘍剤局所注入、肝動脈塞栓を伴う抗悪性腫瘍剤肝動脈内注入、点滴注射、中心静脈注射又は植込型カテーテルによる中心静脈注射を行う際に別に厚生労働大臣が定める患者に対して使用する薬剤について必要があって無菌製剤処理が行われた場合は、当該患者に係る区分に従い1日につき所定点数を算定する</td><td>40点</td></tr>
</table>

ています。そのために仮に0.5Aしか使用しなかった場合でも、残量を廃棄することになるため、１Aとして算定することが認められています。
・V（バイアル）
バイアルですが、袋に入っているものや瓶に入っているものなど、形態は様々ですが、バイアルには必ずゴム的な栓が付いています。したがって必要な量だけを注射器等で吸い取って使用することができることから、使用した量だけを算定することになります。ただし、バイアルの算定で注意しないといけない点として、粉末の薬剤の算定です。抗生物質と呼ばれるような薬剤の多くも粉末のものがありますが、注射として粉末の薬剤を使用する場合は、液体にする必要が生じますので、注射用水（Aq、アクア）などを使用します。
例えば１g入りのバイアルを0.5g注射する場合、バイアル瓶の中に注射器で注射用水等（20ml）を入れます。次に内容物を溶かしたうえで、半分の液体を注射器で吸い取り注射を行なうことになります。この場合、バイアル瓶には粉末0.5gと注射用水10mlが残っていることになります。したがってこの場合の注射料の算定はバイアル0.5Aと注射用水0.5Aを算定することになります。よく注射用水は１Aで算定してしまうことがありますので注意しましょう。

【注射薬剤料の算定のポイント】
注射で使用された薬剤料の算定方法は、基本的には投薬で学習したものと大差はありません。投薬で学習した１剤などの解釈も必要ありませんので、投薬と比較すると算定しやすいと思います。注射の薬剤についても五捨五超入で算定することになります。

・薬剤料の算定方法
注射に使用された薬剤が、
15円以下の場合　　1点
15円を超える場合　〔薬価 ÷ 10円〕点
（小数点以下五捨五超入）
注射薬剤料の計算は、投薬料の計算方法と同じです。つまり五捨五超入となります。
これが注射薬剤料の算定になりますが、上記の15円未満の場合は１点になるとありますが、現実的には注射薬が１点になることは稀ですので、あまり解釈としては重要ではありません。五捨五超入をしっかり理解しておきましょう。

◉ビタミン剤の取り扱い

ビタミン剤については、基本的に経口摂取（食事等）で摂取することが基本的な考え方になっています。したがって、食事がとれていない等の理由から、ビタミン剤の投与が有効である場合以外は保険診療として算定が認められなくなっています。この解釈は、投薬でも注射でも同様となります。

詳細は下記になります。

・ビタミン剤（投薬の項、薬剤料より）

ア 「注５」に規定するビタミン剤とは、内服薬及び注射薬をいうものであり、また、ビタミンを含有する配合剤を含むものである。

イ ビタミン剤に係る薬剤料が算定できるのは、医師が当該ビタミン剤の投与が有効であると判断し、適正に投与された場合に限られるものであり、医師が疾患の特性により投与の必要性を認める場合のほか、具体的には、次のような場合をいう。ただし、薬事承認の内容に従って投与された場合に限る。

(イ) 患者の疾患又は症状の原因がビタミンの欠乏又は代謝障害であることが明らかであり、かつ、必要なビタミンを食事により摂取することが困難である場合（例えば、悪性貧血のビタミンB12 の欠乏等、診察及び検査の結果から当該疾患又は症状が明らかな場合）

(ロ) 患者が妊産婦、乳幼児等（手術後の患者及び高カロリー輸液療法実施中の患者を含む。）であり、診察及び検査の結果から食事からのビタミンの摂取が不十分であると診断された場合

(ハ) 患者の疾患又は症状の原因がビタミンの欠乏又は代謝障害であると推定され、かつ、必要なビタミンを食事により摂取することが困難である場合

(ニ) 重湯等の流動食及び軟食のうち、一分がゆ、三分がゆ又は五分がゆを食している場合

(ホ) 無菌食、フェニールケトン尿症食、楓糖尿症食、ホモシスチン尿症食又はガラクトース血症食を食している場合

ウ ビタミン剤に係る薬剤料を算定する場合には、当該ビタミン剤の投与が必要かつ有効と判断した趣旨を具体的に診療録及び診療報酬明細書に記載しなければならない。ただし、病名によりビタミン剤の投与が必要、かつ、有効と判断できる場合は趣旨を診療報酬明細書に記載することは要しない。

【注射実施料の算定】

注射実施料の算定では、レセプト区分は、

31→皮内・皮下及び筋肉内注射（iM、M）

32→静脈内注射（iV、V）

33→その他の注射（点滴など）

に分類して算定します。

【皮内・皮下及び筋肉内注射の算定】

・皮内・皮下及び筋肉内注射　**20点**（１回につき）

レセプト区分31の皮内・皮下及び筋肉内注射の注射実施料は**20点**となります。多くの場合は筋肉内注射として算定することになります。注射名からもわかる通り、筋肉内に薬剤を注入しますが、大人の場合だと露出しやすい大きな筋肉というと肩にある三角筋と呼ばれる筋肉になり、この部位に注射されるのが筋肉内注射になります。子供の場合は三角筋がまだ発達していない場合もありますので、臀部の大殿筋などに行なわれる場合もあります。

注射で使用する薬剤量は概ね５ml以下の場合が多くなります。皮内・皮下及び筋肉内注射は１回に付き算定することになりますが、注射実施料の算定では、手技料によって１回に付きや１日に付き等の算定があります。この部分は注射料を算定していく上で非常に重要になりますので、点数だけではなくこのあたりの解釈も覚えるようにしましょう。また、注射料を算定しレセプトの明細書摘要欄に記載する場合は、注射実施料と薬剤料を合算した点数を記載することになります。なお、皮内・皮下及び筋肉内注射に準じて算定する注射が定められています。詳細は下記になります。

「涙のう内薬液注入、鼓室内薬液注入、局所・病巣内薬剤注入、子宮腟部注射、咽頭注射（軟口蓋注射、口蓋ヒヤリー氏点の注射を含む。）、腱鞘周囲注射及び血液注射については、皮内、皮下及び筋肉内注射に準じて算定する。」

このように規定されていますが、特に腱鞘周囲注射などは実務でも出てくる頻度が高いと思われますので、皮内、皮下及び筋肉内注射と同様にレセプト区分31で算定しましょう。

【静脈内注射の算定】

・静脈内注射　**32点**（１回につき）
※６歳未満の乳幼児加算　**45点**

静脈内注射は前腕の肘正中静脈、尺側皮静脈、橈骨皮静脈に対して薬剤を注入することが多くみられます。注入する薬剤の量は概ね20mlくらいまでとなり、いわゆる注射器で注入するものが静脈内注射だと考えていただいて問題ないと思います。点数算定では、６歳未満の乳幼児に対しての加算も設定されています。先に解説した皮内・皮下及び筋肉内注射では乳幼児加算は設定されていませんでしたが、静脈内注射では乳幼児加算が設定されています。注射実施料とは、注射を行なう技術料となりますので、技術的に見て静脈内注射を子供に実施する場合は、血管も細く難易度が高いといえます。それに対して筋肉内注射は大人でも子供でも技術的な難易度はさほど変わらないという観点から加算が認められていません。実際の点数制度を理解していく上では、このような医学的な側面も理解し、知識を深めていくことも重要です。なお、皮内・皮下及び筋肉内注射と同様にレセプトの摘要欄には注射実施料と薬剤量を合算した点数を記載することになります。

【その他の注射の算定】

先に解説した皮内・皮下及び筋肉内注射と静脈内注射以外の注射はすべてレセプト区分33で算定します。代表的な注射としては点滴注射があります。点滴注射は静脈を利用して薬剤を注入しますが、静脈内注射で使用するような注射器では対応できないような液量の場合に行なわれます。カルテには静脈内注射と同様にiVやVと記載されることもありますが、DIVと記載されていることもあります。点滴注射の注射実施料は下記になります。

■点滴注射手技料（１日につき）（DIV）

1.　６歳未満のもの（１日の注射量が100mL以上）　**144点**
2.　１以外のもの（６歳以上）（１日の注射量が500mL以上）　**98点**
3.　その他の場合（外来患者に限る）
　①６歳未満のもの（１日の注射量100mL未満）　**94点**
　②６歳以上のもの（１日の注射量500mL未満）　**49点**

点滴注射の注射実施料は上記の通りです。静脈注射と同様に６歳未満の加算がありますので注意しましょう。また、算定は１日につきとなっています。これまでの注射とは算定の仕方が異なりますので注意が必要です。１日につきとは、０時～24時を指しています。この時間に行なわれた点滴注射の薬剤は合算して算定することになり、上記に記載されている液体の量によって注射実施料の点数が異なります。注射実施料においても０時～24時の点滴の量を合算して判断することになりますので合わせて覚えておきましょう。

【特定保険医療材料料の算定のポイント】

注射で算定を考える項目としては最後になります。特定医療保険材料料は外来ではあまり算定することがありませんが、入院では比較的よく算定されています。本書では外来を中心に解説していますので、詳細は省略しますが、主な特定保険医療材料は次のようなものがあります。

・末梢留置型中心静脈カテーテル

①標準型	ア）シングルルーメン	**1,670円**
	イ）マルチルーメン	**7,190円**
②特殊型	ア）シングルルーメン	**13,200円**
	イ）マルチルーメン	**20,500円**

※令和元年10月現在の単価。

厚生労働大臣が定めた特定保険医療材料は算定できますが、通常使用されている注射器（針）などは手技料に含まれ、別に算定することはできません。

以上が代表的な特定保険医療材料になりますが、最後の太字の部分は重要です。通常の点滴や注射で用いられる針や注射器、点滴を行なう回路などは注射実施料に含まれており算定することはできません。特定保険材料料として算定できるのはあくまでも特殊な物に限定されていることを覚えておきましょう。

【注射の加算】

レセプト区分31～33の注射の加算としては、乳幼児加算を解説しましたが、それ以外にもいくつかの加算が設定されています。代表的なものとしては、生物学的製剤注射加算があります。生物学的製剤とは次のようなものがあります。生物学的製剤注射を行なった場合は、生物学的製剤注射加算として、注射実施料により算定した点数に15点を加算します。

「通則３」の生物学的製剤注射加算を算定できる注射薬は、トキソイド、ワクチン及び抗毒素であり、注射の方法にかかわらず、次に掲げる薬剤を注射した場合に算定できます。

●生物学的製剤注射加算

ア 局　乾燥組織培養不活化狂犬病ワクチン
イ 組換え沈降B型肝炎ワクチン（酵母由来）
ウ 組換え沈降B型肝炎ワクチン（チャイニーズ・ハムスター卵巣細胞由来）
エ 肺炎球菌ワクチン
オ 髄膜炎菌ワクチン
カ 沈降破傷風トキソイド
キ 局　ガスえそウマ抗毒素
ク 乾燥ガスえそウマ抗毒素
ケ 局　乾燥ジフテリアウマ抗毒素
コ 局　乾燥破傷風ウマ抗毒素
サ 局　乾燥はぶウマ抗毒素
シ 局　乾燥ボツリヌスウマ抗毒素
ス 局　乾燥まむしウマ抗毒素

以上になります。このような薬剤を注射した場合は生物学製剤注射加算の対象になりますので注意しましょう。

挑戦してみよう！　特掲診療料・注射　練習問題　※答えは144ページに！

練習問題を解いてみましょう。実際の診療報酬明細書（レセプト）に記載する形になっていますので、記載要領と合わせて理解しましょう。

【問題1】

55歳　外来患者　エルシトニン注20S　20エルカトニン単位1mL　1A（iM）（1管=451.00円）

30注射	31 皮下・筋肉内		回		
	32 静脈内		回		
	33 その他		回		
40処置	処	置	回		
	薬	剤			
50手術	手	術	回		
	薬	剤			

【問題2】

49歳　外来患者　注射（iv）　強力ネオミノファーゲンシー静注　20mL　1A（iV）（1管=123.00円）

30注射	31 皮下・筋肉内		回		
	32 静脈内		回		
	33 その他		回		
40処置	処	置	回		
	薬	剤			
50手術	手	術	回		
	薬	剤			

【問題3】

52歳　外来患者　嘔吐（＋）食事が食べられない

点滴　ブドウ糖注射液 5%100mL　1V（1瓶=123.00円）

ナブトピン注3.6単位　3mL　1A（1管=75.00円）

ジアイナミックス注射液　10mL　1A（1管=57.00円）（複合ビタミンB剤）

メイロン静注7%　20mL　1A（1管=94.00円）

30注射	31 皮下・筋肉内		回		
	32 静脈内		回		
	33 その他		回		
40処置	処	置	回		
	薬	剤			
50手術	手	術	回		
	薬	剤			

【特掲診療料・注射の練習問題の参考データ】

診療報酬明細書＝レセプトの記載要領（特掲診療料・注射）

キ「注射」欄について

（ア）外来化学療法加算を算定した場合は、当該加算を加算した点数を記載し、「摘要」欄に名称及び算定回数を記載すること。

（イ）皮内、皮下及び筋肉内注射、及び静脈内注射を行なった場合は、皮下筋肉内及び静脈内の項に、その他の注射を行なった場合は、その他の項に、注射の種類を記して、それぞれ回数及び点数を記載し、その内訳については、「摘要」欄に所要単位当たりの使用薬剤の薬名、使用量及び回数等を記載すること。なお、注射の手技料を包括する点数を算定するに当たって、併せて当該注射に係る薬剤料を算定する場合は、「注射」欄及び「摘要」欄に同様に記載すること。

（ウ）点滴注射及び中心静脈注射に係る血漿成分製剤加算を算定した場合は、当該加算を加算した点数を記載し、「摘要」欄に名称を記載すること。

（エ）皮内、皮下及び筋肉内注射、及び静脈内注射等については、入院外分はそれぞれ１回分ごとに、入院分はそれぞれ１日分ごとに、点滴注射及び中心静脈注射等については１日分ごとに、使用した薬名、規格単位（%、mL 又はmg 等）及び使用量を「摘要」欄に記載すること。

ただし、届出保険医療機関については、注射の各手技料の算定単位（１回又は１日）当たりの薬価が 175 円以下の場合は、使用薬剤の薬名、使用量等を記載する必要はないものとすること。なお、複数の規格単位のある薬剤について最も小さい規格単位を使用する場合は、規格単位は省略して差し支えない。

（オ）特別入院基本料を算定している病棟を有する病院に入院している患者であって入院期間が１年を超えるものに対する同一月の投薬に係る薬剤料と注射に係る薬剤料とを合算して 得た点数が上限点数を超える場合は、当該上限点数から合算点数を控除して得た点数を「注射」欄のその他の項の「摘要」欄に「その他薬剤」と表示して△書きにより記載し、その合計点数をその他の項に記載すること。

（カ）特定保険医療材料を使用した場合は、クの（イ）の例により「摘要」欄に記載すること。

（キ）乳幼児加算を算定した場合は、当該加算を加算した点数を記載すること。この場合、乳幼児加算の表示は必要がないこと。

（ク）無菌製剤処理料の「１」又は「２」を算定した場合は、「摘要」欄にそれぞれ名称及び 算定回数を記載すること。

（ケ）厚生労働大臣の定める評価療養、患者申出療養及び選定療養第１条第４号又は第１条第６号に係る医薬品を投与した場合は、カの(ウ)の例により「摘要」欄に「薬評」と記載し、当該医薬品名を他の医薬品と区別して記載すること。

特掲診療料・注射 練習問題解答

【問題1】

薬剤料　451.00円×1A→451円÷10→45.1点→45点

手技料　皮内、筋肉内注射　20点

30 注射	31 皮下・筋肉内	1	回	65	㉛	＊エルシトニン注20S 20エルカトニン単位1mL 1A　65×1
	32 静脈内		回			
	33 その他		回			
40 処置	処　置		回			
	薬　剤					
50 手術	手　術		回			
	薬　剤					

【問題2】

薬剤料　123.00円×1A→123円÷10→12点

手技料　静脈内注射　32点

30 注射	31 皮下・筋肉内		回		㉜	＊強力ネオミノファーゲンシー静注20mL　1A　44×1
	32 静脈内	1	回	44		
	33 その他		回			
40 処置	処　置		回			
	薬　剤					
50 手術	手　術		回			
	薬　剤					

【問題3】

薬剤料　123.00円＋75.00円＋57.00円＋94.00円→349円÷10→34.9点→35点

手技料　点滴注射　49点

30 注射	31 皮下・筋肉内		回		㉝	＊点滴注射3　49×1
	32 静脈内		回			＊ブドウ糖注射液5%　100mL　1V
	33 その他	2	回	84		ナブトピン注3.6単位　3mL　1A
40 処置	処　置		回			ジアイナミックス注射液　10mL　1A
						メイロン静注7%　20mL　1A
	薬　剤					（経口摂取困難な為）　35×1
50 手術	手　術		回			
	薬　剤					

第４章

特掲診療料の算定について見ていこう！〈検査・生体検査・画像診断〉

1 【検査】検査料の算定の基礎知識

【検査料の算定（レセプト区分60）】

検査は診療行為の中でも、病気の診断や状況の確認の目的に広く行なわれます。レセプト区分60で算定する検査は、検体検査と生体検査になります。

・**検体検査**……検体検査とは、体から検体（尿・便・血液等）を採取して行なわれる検査方法です。

・**生体検査**……生体検査は身体に医療機器を装着するなどにより身体の機能を調べる目的で行なわれます。

投薬や注射などの診療行為は、確定診断がなされている状態で病状に合わせた薬剤を医師が選択し行なわれますが、検査や後述する画像診断においては、病気かどうかを調べる目的で行なわれることもありますので、疑い病名の状態でも保険の適用を受けて行なうことができます。

検査は、非常に細かく分類されています。

検体検査では、尿・糞便等検査、遺伝子関連・染色体検査、血液学的検査、生化学的検査（Ⅰ）、生化学的検査（Ⅱ）、免疫学的検査、微生物学的検査に分類されており、更に各項目の中でも細かく分類されています。

生体検査においても12のグループに分類されています。診療報酬を学習していく上で検査料の算定は、投薬料と並んで算定頻度が高く極めて重要な項目になりますので、算定の原則を十分理解しておきましょう。

また、検査料の算定学習をしていく上でのポイントは、カルテに記載されている検査に関する記載から、どのグループに属している検査かを判断できるようになることが重要です。検査名の記載は、診療報酬点数表に記載されている正式名以外にも略称や略語が多く用いられます。一例としては下記のような項目が挙げられます。

（例）

点数表の検査名　赤血球沈降速度

カルテに記載される略語や略称　　ESR　BSG　赤沈　血沈

このように１つの検査においてこれだけの記載があります。上記はすべて同じ検査を指しています。これと同様に多くの検査が複数の略語や略称が用いられますので、これらについても理解していくことが、検査料をスムーズに算定する上でのポイントになります。項目数がかなり多いので、慣れるまでは大変だと思いますが、学習や実務を経験していく上で頻繁に行なわれる検査は意外と限られていることに気づくと思います。

本書では、このような算定頻度の高い項目について学習していきたいと思います。では、まず検体検査及び生体検査、検体採取料の一覧（抜粋）を確認しておきましょう（次ページからの表参照）。

◉検査料全体の通則

続いて、検査料全体の通則を確認しておきましょう。ポイントは太字にしてあります。

通則）

１　検査の費用は、第１節又は第３節の各区分の所定点数により算定する。ただし、検査に当たって患者から検体を穿刺し又は採取した場合は、第１節又は第３節の各区分の所定点数及び第４節の各区分の所定点数を合算した点数により算定する。

２　検査に当たって患者に対し薬剤を施用した場合は、特に規定する場合を除き、前号により算定した点数及び第５節の所定点数を合算した点数により算定する。

３　検査に当たって別に厚生労働大臣が定める保険医療材料（以下この部において「特定保険医療材料」という。）を使用した場合は、前２号により算定した点数及び第６節の所定点数を合算した点数により算定する。

４　第１節又は第３節に掲げられていない検査であって特殊な検査の検査料は、第１節又は第３節に掲げられている検査のうちで最も近似する検査の各区分の所定点数により算定する。

５　対称器官に係る検査の各区分の所定点数は、特に規定する場合を除き、両側の器官の検査料に係る点数とする。

６　保険医療機関が、患者の人体から排出され、又は採取された検体について、当該保険医療機関以外の施設に臨床検査技師等に関する法律（昭和33年法律第76号）第２条に規定する検査を委託する場合における検査に要する費用については、別に厚生労働大臣が定めるところにより算定する。

検査料　点数一覧（抜粋）−①

検査実施料＋（検査判断料）＋（検体採取料）＋（薬剤料）＋（特定保険医療材料）

①検体検査料

《検体検査実施料》

【尿・糞便等検査】

◆尿検査	略称	点数
尿中一般物質定性半定量検査(院内検査) 比重、pH、蛋白定性、グルコース、ウロビリノゲン、ウロビリン定性、ビリルビン、ケトン体、潜血反応、試験紙法による尿細菌検査(亜硝酸塩)、食塩、試験紙法による白血球検査(白血球エステラーゼ)、アルブミン	検	26点
尿蛋白	タン	7点
尿グルコース	トウ	9点
ウロビリノゲン(尿)	U	16点
尿沈渣(鏡検法)	沈（鏡検法）	27点
染色標本加算		9点
尿沈渣(フローサイトメトリー法)	沈 (フローサイトメトリー法)	24点
◆糞便検査		
虫卵検出(集卵法)(糞便)	集卵	15点
糞便塗抹顕微鏡検査	塗	20点
◆穿刺液・採取液検査		
胃液又は十二指腸液一般検査		55点
髄液一般検査		62点
精液一般検査		70点

【血液学的検査】

◆血液形態・機能検査	略称	点数
末梢血液一般(何種類行っても) 赤血球(R)　白血球(W) ヘマトクリット値(Ht) 血色素測定(Hb)　血小板(Pl)	末梢血液一般	21点
赤血球沈降速度 (血沈)	ESR	9点
末梢血液像(自動機械法)	像(自動機械法)	15点
末梢血液像(鏡検法)	像(鏡検法)	25点
特殊染色加算		27点
ヘモグロビンA1c	HbA1c	49点
◆出血・凝固検査		
出血時間	出血	15点
プロトロンビン時間	PT	18点
トロンビン時間		25点
フィブリノゲン半定量		23点
フィブリノゲン定量		23点
活性化部分トロンボプラスチン時間	APTT	29点
血小板凝集能		50点
アンチトロンビン活性		70点
アンチトロンビン抗原		70点

＊ 患者から1回に採取した血液を用いて、出血・凝固検査の14から34までの検査を行った場合は以下の通り項目数により算定する。

イ.3項目又は4項目 ････････････････････････ 530点
ロ.5項目以上 ･････････････････････････････ 722点

★重複算定出来ないもの
・HbA1cとグリコアルブミンと1,5AG　→主たるもののみ算定。
・血小板凝集能と末梢血液一般検査は同時算定不可。

検査料　点数一覧（抜粋）ー②

【生化学的検査（Ⅰ）】

◆血液化学検査	略称	点数
総ビリルビン	BiL/総(T-BiL)	11点
直接ビリルビン又は抱合型ビリルビン	BiL/直(D-BiL)	
総蛋白	TP	
アルブミン（BCP改良法・BCG法）	Alb	
尿素窒素	BUN	
クレアチニン	CRE	
尿酸	UA	
アルカリホスファターゼ	ALP	
コリンエステラーゼ	ChE	
γ-グルタミルトランスフェラーゼ	γ－GT	
中性脂肪	TG	
ナトリウム及びクロール	Na,Cl	
カリウム	K	
カルシウム	Ca	
マグネシウム	Mg	
クレアチン	Cr	
グルコース	BS	
乳酸デヒドロゲナーゼ	LD	
アミラーゼ	Amy	
ロイシンアミノペプチダーゼ	LAP	
クレアチンキナーゼ	CK	
アルドラーゼ	ALD	
遊離コレステロール	遊離－cho	
鉄	Fe	
血中ケトン体・糖・クロール検査（試験紙法・アンプル法・固定化酵素電極によるもの）		
不飽和鉄結合能	UIBC(比色法)	
総鉄結合能	TIBC(比色法)	
リン脂質	PL	15点

◆血液化学検査	略称	点数
HDL-コレステロール	HDL-cho	17点
無機リン及びリン酸		
総コレステロール	T-cho	
アスパラギン酸アミノトランスフェラーゼ	AST	
アラニンアミノトランスフェラーゼ	ALT	
LDL-コレステロール	LDL-cho	18点
蛋白分画	タン分画	
銅	Cu	23点
リパーゼ		24点
イオン化カルシウム		26点
マンガン	Mn	27点

＊患者から1回に採取した血液を用いて、本区分の上記の検査を行った場合は以下の通り項目数により算定する。

イ．5項目～7項目 ………………………… 93点

ロ．8項目又は9項目 ……………………… 99点

ハ．10項目以上 ………………………… 109点

＊入院患者にハを算定した場合、初回に限り

入院初回加算 ………………………… 20点

◆血液化学検査	略称	点数
ケトン体		30点
リポ蛋白分画		49点
アンモニア	NH_3	50点
コレステロール分画		57点
ケトン体分画		59点
リポ蛋白分画(PAGディスク電気泳動法)		80点
1,5ーアンヒドロ-D-グルシトール	1,5AG	
血液ガス分析(院内検査)		139点

★重複算定出来ないもの
・Ca とイオン化カルシウム→いずれか一方のみ
・HDL-cho とT-cho とLDL-cho →主たるもの2 項目

検査料　点数一覧（抜粋）－③

【生化学的検査（II）】

◆内分泌学的検査	略称	点数
ヒト絨毛性ゴナドトロピン(HCG)定性	HCG定性	55点
トリヨードサイロニン	T_3	102点
インスリン	IRI	106点
サイロキシン	T_4	111点
遊離サイロキシン※	FT_4	127点
脳性Na利尿ペプチド※	BNP	136点
心房性Na利尿ペプチド※	ANP	227点

＊ 患者から1回に採取した血液を用いて（※）印の検査を行った場合は、包括算定となります。（点数表参照）

◆腫瘍マーカー検査	略称	点数
尿中BTAに係るもの		－
尿中BTA		80点
腫瘍マーカーに係るもの		－
癌胎児性抗原	CEA	102点
α－フェトプロテイン	AFP	104点
扁平上皮癌関連抗原	SCC抗原	107点
CA19－9		127点
PIVKA-II半定量		139点
PIVKA-II定量		

＊ 患者から1回に採取した血液を用いて上記の検査(尿中BTAを除く)を行った場合は以下の通り算定します

イ. 2項目 ……………………………… 230点

ロ. 3項目 ……………………………… 290点

ハ. 4項目以上 ………………………… 408点

【免疫学的検査】

◆免疫血液学的検査	略称	点数
ABO血液型	ABO	24点
Rh(D)血液型	Rh(D)	
Coombs試験　イ.直接		34点
Coombs試験　ロ.間接		47点
◆感染症免疫学的検査		
梅毒血清反応定性 [ガラス板法、VDRL法、RPR法、凝集法等]	STS(定性)	15点
トキソプラズマ抗体定性		26点
トキソプラズマ抗体半定量		
梅毒トレポネーマ抗体定性		32点
マイコプラズマ抗体定性		
マイコプラズマ抗体半定量		
梅毒血清反応半定量(ガラス板法、VDRL法、RPR法、凝集法等) 梅毒血清反応定量 (ガラス板法、VDRL法、RPR法、凝集法等)	STS半定量、 STS定量	34点
梅毒トレポネーマ抗体半定量		53点
梅毒トレポネーマ抗体定量		
ウイルス抗体価(定性・半定量・定量) (1項目あたり) (同一検体1回につき8項目限度)		79点
トキソプラズマ抗体		93点
◆血漿蛋白免疫学的検査		
C反応性蛋白定性	CRP定性	16点
C反応性蛋白	CRP	
免疫グロブリン	[IgG, IgA, IgM, IgD]	各38点
非特異的IgE半定量、非特異的IgE定量	RIST	100点
特異的IgE半定量・定量 (種類ごとに1回につき1,430点限度)	RAST	110点

◆自己抗体検査	略称	点数
リウマトイド因子定量	RF定量	30点
抗サイログロブリン抗体半定量		37点
抗甲状腺マイクロゾーム抗体半定量		
抗インスリン抗体		110点
◆肝炎ウイルス関連検査		
HBs抗原 定性・半定量		29点
HBs抗原 ※		88点
HBs抗体 ※		
HBe抗原 ※		104点
HBe抗体 ※		
HCV抗体定性・定量※		108点

＊患者から1回に採取した血液を用いて(※)印の検査を行った場合は、包括算定となる。（点数表参照）

検査料　点数一覧（抜粋）－④

③生体検査料

《生体検査実施料》

【微生物学的検査】

◆排泄物、滲出物又は分泌物の細菌顕微鏡検査	略称	点数
蛍光顕微鏡	蛍光M	50点
その他のもの	M	61点
細菌培養同定検査	培・同定	—
口腔・気道・呼吸器からの検体	培・同定	160点
消化管からの検体	培・同定	180点
血液・穿刺液	培・同定	215点
泌尿器・生殖器からの検体	培・同定	170点
その他の部位からの検体	培・同定	160点
簡易培養	簡培	60点
併せて嫌気性培養を行った場合に加算	—	112点
細菌薬剤感受性検査(菌検出時のみ)	ディスク	—
1菌種	ディスク	170点
2菌種	ディスク	220点
3菌種以上	ディスク	280点
抗酸菌分離培養検査	—	—
1.液体培地法	—	280点
2.それ以外のもの	—	204点
抗酸菌同定	—	361点
抗酸菌薬剤感受性検査(4薬剤以上使用のみ)	—	380点

【呼吸循環機能検査等】

◆スパイログラフィー等検査①	略称	点数
肺気量分画測定	肺気分画	90点
フローボリュームカーブ(強制呼出曲線を含む)	フローボリューム	100点
機能的残気量測定	残気	140点
呼気ガス分析		100点
左右別肺機能検査	PET	1,100点
◆基礎代謝測定	BMR	85点
①呼吸機能検査等判断料	判呼	140点
◆脈波図・心機図・ポリグラフ検査	減	
1検査	PTG1	60点
2検査	PTG2	80点
3又は4検査	PTG3・4	130点
5又は6検査	PTG5・6	180点
7検査以上	PTG7	220点
血管伸展性検査		100点
◆心電図検査　減		
12誘導以上	ECG12	130点
その他(6誘導以上)	ECG6	90点
◆負荷心電図検査　減		
12誘導以上	ECG12フカ	380点
その他(6誘導以上)	ECG6フカ	190点
◆ホルター型心電図検査		
30分又はその端数を増すごとに		90点
8時間を超えた場合		1,750点
＊同一検査を同一月内に2回以上実施した場合、2回目以降は所定点数の100分の90を算定する。減		

検査料　点数一覧（抜粋）ー⑤

【超音波検査等】

◆超音波検査 減			点数
断層撮影法	イ　訪問診療時に行なった場合 ※月1回に限り算定		400点
	ロ　その他の場合		
		(1) 胸腹部	530点
		(2) 下肢血管	450点
		(3) その他(頭頸部、四肢、体表、末梢血管等)	350点
心臓超音波検査（UCG）	イ　経胸壁心エコー法		880点
	ロ　Mモード法		500点
	ハ　経食道心エコー法		1,500点
	ニ　胎児心エコー法		300点
	ホ　負荷心エコー法		2,010点
ドプラ法(1日につき)			
	胎児心音観察、末梢血管血行動態検査		20点
	脳動脈血流速度連続測定		150点
	脳動脈血流速度マッピング法		400点
骨塩定量検査			
	1.DEXA法による腰椎撮影 ＊同一日にDEXA法により大腿骨撮影を行った場合には、大腿骨同時撮影加算として、所定点数に**90点**を加算する。		360点
	2.MD法、SEXA法等		140点
	3.超音波法		80点
＊ 同一検査を同一月内に2回以上実施した場合、2回目以降は所定点数の**100分の90**を算定する。 減			

【耳鼻咽喉科学的検査】

◆自覚的聴力検査	点数
標準純音聴力検査、自記オージオメーターによる聴力検査	350点

【眼科学的検査】

◆眼科学的検査		点数
精密眼底検査(片側)		56点
眼底カメラ撮影		
	1.通常の方法の場合	
	イ. アナログ撮影	54点
	ロ. デジタル撮影	58点
＊デジタル撮影の場合はフィルム代算定不可		
	2.蛍光眼底法の場合	400点
	3.自発蛍光撮影法の場合	510点
屈折検査1、2		69点

【内視鏡検査】

◆内視鏡検査 減		点数
中耳ファイバースコピー		240点
気管支ファイバースコピー		2,500点
	＊気管支肺胞洗浄法検査同時加算	200点
食道ファイバースコピー		800点
	＊粘膜点墨法加算	60点
	＊狭帯域光強調加算	200点
胃・十二指腸ファイバースコピー		1,140点
	＊胆管・膵管造影法加算	600点
	＊粘膜点墨法加算	60点
	＊胆管・膵管鏡使用加算	2,800点
	＊狭帯域光強調加算	200点
胆道ファイバースコピー		4,000点
小腸内視鏡検査		
	1.バルーン内視鏡によるもの	6,800点
	2.カプセル型内視鏡によるもの	1,700点
	3.その他のもの	1,700点
	※粘膜点墨法加算	60点
	＊2種類以上行った場合主たるもののみ算定する	
直腸ファイバースコピー		550点
	＊粘膜点墨法加算	60点
大腸内視鏡検査		
	1.ファイバースコピーによるもの	
	イ　S状結腸	900点
	ロ　下行結腸及び横行結腸	1,350点
	ハ　上行結腸及び盲腸	1,550点
	2.カプセル型内視鏡によるもの	1,550点
	＊粘膜点墨法加算	60点
	＊狭帯域光強調加算	200点
腹腔鏡検査		2,270点
腹腔ファイバースコピー		2,160点
クルドスコピー		400点
膀胱尿道ファイバースコピー		950点
尿管カテーテル法（ファイバースコープによるもの）（両側）		1,200点
ヒステロスコピー		620点
コルポスコピー		210点
子宮ファイバースコピー		800点

＊緊急のために時間外、休日、深夜に内視鏡検査を行った場合（D324及びD325を除く）内視鏡検査の費用は、それぞれ所定点数に加算した点数により算定します

時間外加算（外来のみ）……………… 所定点数×**100分の40**
休日加算 ……………………………… 所定点数×**100分の80**
深夜加算 ……………………………… 所定点数×**100分の80**
時間外加算（時間外特例医療機関）　所定点数×**100分の40**

＊組織採取を行った場合は
検体採取料（内視鏡下生検法）(1臓器につき) ……… **310点**
＊超音波内視鏡検査を実施した場合 ……………… **300点加算**
＊他院で撮影した内視鏡写真の診断のみ1回につき……… **70点**
＊同一検査を同一月内に2回以上実施した場合、2回目以降は、所定点数の**100分の90**を算定する。 減

検査料　点数一覧（抜粋）ー⑥

【負荷試験等】

◆糖負荷試験	点数
常用負荷試験 (OGTT) (血糖、尿糖検査を含む)	200点
耐糖能精密検査 (GITT) (常用負荷試験及び血中インスリン測定又は常用負荷試験及び血中C-ペプチド測定)、グルカゴン負荷試験	900点
皮内反応検査	
22箇所以上(一連につき)	350点
その他の機能テスト	
膵機能テスト(PFDテスト)	100点
肝機能テスト (ICG1回または2回法、BSP2回法)	100点

【脳波検査等】

◆脳波検査②(過呼吸,光及び音刺激による負荷検査を含む。)		
8誘導以上	EEG	720点
＊睡眠賦活または薬物賦活を行った場合は賦活検査加算250点を加算。 ＊他院で描写した脳波の診断のみを行った場合70点を算定。		
②脳波検査判断料1(要届出)	判脳	350点
脳波検査判断料2	判脳	180点

【監視装置による諸検査】

◆呼吸心拍監視、新生児心拍・呼吸監視、カルジオスコープ(ハートスコープ)、カルジオタコスコープ	
1.1時間以内または1時間につき	50点
2.3時間を超えた場合(1日につき)	
イ 7日以内	150点
ロ 7日超14日以内	130点
ハ 14日超	50点
＊閉鎖循環式全身麻酔と同一日に行った場合、検査の費用は麻酔料に含まれる。 ＊人工呼吸と同時に行った場合、検査の費用は処置料に含まれる。	

《検体検査判断料》

検査の種類		略称	点数
1. 尿・糞便等検査判断料		判尿	34点
2. 遺伝子関連・染色体検査判断料		判遺	100点
3. 血液学的検査判断料		判血	125点
4. 生化学的検査(Ⅰ)判断料		判生Ⅰ	144点
5. 生化学的検査(Ⅱ)判断料		判生Ⅱ	144点
6. 免疫学的検査判断料		判免	144点
7. 微生物学的検査判断料		判微	150点
検体検査管理加算（要届出）			
Ⅰ	外来・入院	検管Ⅰ	40点
Ⅱ	入院のみ	検管Ⅱ	100点
Ⅲ	入院のみ	検管Ⅲ	300点
Ⅳ	入院のみ	検管Ⅳ	500点
国際標準検査管理加算(要届出:Ⅰ以外)		国標	40点
＊ 尿中一般物質定性半定量検査については、尿・糞便等検査判断料の算定不可。			

採血料	略称	点数
静脈(外来のみ)	B-V	35点
その他(外来のみ)	B-C	6点
乳幼児加算	—	25点
動脈　※乳幼児加算（6歳未満）15点	B-A	50点

薬剤料	15円以下は算定不可 15円を超える場合 $\frac{\text{薬価}}{10}$ ＝○(小数点以下五捨五超入)
特定保険医療材料	$\frac{\text{材料価格}}{10}$ ＝○（小数点第1位四捨五入）
＊時間外緊急院内検査加算(1日につき)……… 200点 ＊外来迅速検体検査加算(1項目につき)………. 10点 （1日単位で5項目まで）	

通知)

<通則>

・検査の費用には、検査を行なう医師、看護師及び技術者等の人件費、試薬、デッキグラス、試験管等の材料費、機器の減価償却費、管理費及び患者の衣類等の費用は含まれる。なお、患者に施用する薬剤及び特定保険医療材料の費用は検査料とは別に算定する。

・検査に当たって施用した薬剤の費用は別に算定できるが、第２章第５部投薬の部に掲げる処方料、調剤料、処方箋料及び調剤技術基本料並びに同第６部注射の部に掲げる注射料は、別に算定できない。なお、検査に当たって施用される薬剤（検査用試薬を含む。）は、原則として医薬品として承認されたものであることを要する。

・撮影した画像を電子媒体に保存した場合、保存に要した電子媒体の費用は検査にかかる所定点数に含まれる。

・第１節及び第３節に掲げられていない検査で簡単な検査は、基本診療料に含まれるので、別に算定することはできない。なお、基本診療料に含まれる検査の主なものは、次のとおりである。

(1)血圧測定

(2)視野眼底検査のうち簡単なもの

(3)眼科検査のうち斜照法、徹照法、細隙燈検査（ルーペ式）、機器を使用しない眼圧測定検査

(4)区分番号「Ｄ２４４」自覚的聴力検査の「３」の簡易聴力検査に該当しない簡単な聴力検査

(5)精液pH測定

(6)デビス癌反応検査

(7)鼓膜運動検査

(8)イクテロメーター黄疸反応検査

(9)簡易循環機能検査

ア　スラッジテスト

イ　指尖部皮膚毛細血管像検査

ウ　皮膚粘膜撮影検査

エ　寒冷血圧検査

オ　ビッケンバッハ起立試験

カ　ヒスタミンテスト

キ　レジチンテスト

ク　末梢の静脈圧測定

ケ　ビュルゲル病及び脱疽等の場合における電気的皮膚温度測定

a 単純な場合

b 負荷を行なった場合

コ　ギボン－ランディステスト

サ　基礎代謝率簡易測定法

注）

簡易循環機能検査とは、生体に対して物理的又は化学的負荷をかけ、血圧、脈拍等の理学所見の観察を行なうことにより循環機能を検査することを目的とする簡易な検査であり、負荷の種類としては起立、寒冷、運動及び薬物等がある。

(10) 自律神経機能検査

(11) アルコール中毒に対する飲酒試験における症状監視

(12) 皮膚のインピーダンス検査（皮電図記録作成）

(13) ６誘導未満の心電図検査

(14) 尿中ブロムワレリル尿素検出検査

(15) 尿脚気反応（沢田氏反応）

(16) シュミット氏昇汞試験

(17) 糞便のストール氏虫卵数計算法

(18) 髄膜透過性検査

(19) 横田氏反応

(20) ユーグロブリン全プラスミン測定法（ユーグロブリン分屑ＳＫ活性化プラスミン値測定）

(21) 緒方法等の補体結合反応による梅毒脂質抗原使用検査

(22) 卵白アルブミン感作血球凝集反応検査

(23) ラクトアルブミン感作血球凝集反応検査

(24) Miller Kurzrok 検査

(25) Schick 反応

(26) Dick 反応

(27) Frei 反応

(28) 光田反応

(29) 松原反応

(30) 伊藤反応

(31) トキソプラズマ症、ジストマ症及び猩紅熱の皮内テスト

(32) 膨疹吸収時間測定

(33) ジアゾ反応

(34) インジカン

(35) 血液比重測定

(36) 末梢血液像及び骨髄像における特殊染色のＢＲＡＣＨＥＴ試験

(37) 赤血球抵抗試験のリビエール法

(38) ナイアシンテスト

(39) ＲＰＨＡ法によるα－フェトプロテイン(ＡＦＰ)

(40) リウマチ因子スクリーニング

(41) α１－酸性糖蛋白測定

(42) β－リポ蛋白

(43) モノアミンオキシダーゼ（ＭＡＯ）

(44) ヴィダール反応

(45) ヒト絨毛性ゴナドトロピンβ（ＨＣＧβ）分画定性

(46) 凝集法及び免疫染色法による抗ＤＮＡ抗体

(47) 全血凝固溶解時間測定

(48) 血清全プラスミン測定

・第１節及び第３節に掲げる検査料の項に掲げられていない検査のうち簡単な検査の検査料は算定できないが、特殊な検査については、その都度当局に内議し、最も近似する検査として通知されたものの算定方法及び注（特に定めるものを除く。）を準用して、準用された検査に係る判断料と併せて算定する。

・点数表において２つの項目を「及び」で結んで規定している検査については、特に定めるものを除き、当該両項目の検査を併せて行なった場合にのみ算定する。

・検査に当たって、麻酔を行なった場合は、第２章第11部麻酔に規定する所定点数を別に算定する。ただし、麻酔手技料を別に算定できない麻酔を行なった場合の薬剤料は、第５節薬剤料の規定に基づき算定できる。

・同一検体について、定性検査、半定量検査及び定量検査のうち２項目以上を併せて行なった場合又はスクリーニング検査とその他の検査とを一連として行なった場合は、それぞれ主たる検査の所定点数のみ算定する。ただし、併せて行なう検査の区分が異なる場合は、それぞれについて算定する。

・「分画」と記されている検査について、同一検体の各分画に対して定量検査を行なった場合は所定点数を１回のみ算定する。

・定性、半定量又は定量の明示がない検査については、定量検査を行なった場合にのみ当該検査の所定点数を算定する。

・測定方法又は検査方法が明示されていない検査については、測定又は検査の方法の如何にかかわらず、その検査料の項に掲げる所定点数を算定する。
・同時又は一連として行なった２以上の検査の結果から計算して求めた内容が、検査料に掲げられた項目に該当する場合であっても、当該内容についての点数は算定できない。
・２回目以降について所定点数の100分の90に相当する点数により算定することとされている場合において「所定点数」とは、当該項目に掲げられている点数及び当該注に掲げられている加算点数を合算した点数である。
・同一項目について検査方法を変えて測定した場合には、測定回数にかかわらず、主たる測定方法の所定点数のみを算定する。
・算定回数が複数月に１回又は年１回のみとされている検査を実施した場合は、診療報酬明細書の摘要欄に前回の実施日（初回の場合は初回である旨）を記載する。
・第３部検査の部において用いられる検査法の略号については下記のとおりである。

ＰＨＡ：Passive hemagglutination 受身赤血球凝集反応
ＲＰＨＡ：Reversed passive hemagglutination 逆受身赤血球凝集反応
ＬＡ：Latex agglutination ラテックス凝集法
（ＬＰＩＡ：Latex photometric immuno assay）
ＰＣＩＡ：Particle counting immuno assay 微粒子計数免疫凝集測定法
ＰＡＭＩＡ：Particle mediated immuno assay 粒度分布解析ラテックス免疫測定法
ＩＡＨＡ：Immuno adherence hemagglutination 免疫粘着赤血球凝集反応
ＲＩＡ：Radio immuno assay 放射性免疫測定法
ＲＩＳＴ：Radio immuno sorbent test
ＲＡＳＴ：Radio allergo sorbent test
ＲＡ：Radioassay ラジオアッセイ
ＲＲＡ：Radioreceptorassay ラジオレセプターアッセイ
ＣＰＢＡ：Competitive protein binding analysis 競合性蛋白結合分析法
ＥＩＡ：Enzyme immuno assay 酵素免疫測定法
（ＥＬＩＳＡ：Enzyme linked immuno sorbent assay）
ＦＡ：Fluorescent antibody method 蛍光抗体法
ＦＰＡ：Fluorescence polarization assay 蛍光偏光法
ＦＰＩＡ：Fluorescence polarization immuno assay 蛍光偏光免疫測定法
ＴＲ－ＦＩＡ： Time resolved fluoro immuno assay 時間分解蛍光免疫測定法
ＩＲＭＡ：Immuno radiometric assay 免疫放射定量法
ＳＲＩＤ：Single radial immuno diffusion method 一元拡散法

ＥＳ：Electrosyneresis method 向流電気泳動法

ＴＩＡ：Turbidimetric immuno assay 免疫比濁法

ＨＰＬＣ：High performance liquid chromatography 高性能液体クロマトグラフィー

ＧＬＣ：Gas-liquid chromatography 気液クロマトグラフィー

ＧＣ：Gas chromatography ガスクロマトグラフィー

ＣＬＩＡ：Chemiluminescent immuno assay 化学発光免疫測定法

ＥＣＬＩＡ：Electrochemiluminescence immuno assay 電気化学発光免疫測定法

ＳＩＡ：Split immuno assay

ＰＣＲ：Polymerase chain reaction

ＥＶ－ＦＩＡ：Evanescent wave fluoro immuno assay エバネセント波蛍光免疫測定法

ＦＩＡ：Fluoro immuno assay 蛍光免疫測定法

ＬＢＡ：Liquid-phase binding assay 液相結合法

ＦＩＳＨ：Fluorescence in situ hybridization

ＳＩＳＨ：silver in situ hybridization

ＬＡＭＰ：Loop-mediated isothermal amplification

ＴＭＡ：Transcription-mediated amplification

ＳＤＡ：Strand displacement amplification

ＳＳＣＰ：Single strand conformation polymorphism

ＲＦＬＰ：Restriction fragment length polymorphism

ＬＣＲ：Ligase chain reaction

ＨＤＲＡ：Histoculture drug response assay

ＣＤ－ＤＳＴ：Collagen gel droplet embedded culture drug sensitivity test

注）ＬＡ（測定機器を用いるもの）とは、抗原抗体反応によりラテックス粒子が形成する凝集塊を光学的な分析機器を用いて定量的に測定する方法をいう。

・**「定性」とは分析物の有無を判定するもの、「半定量」とは段階希釈などを用いて得られる最高希釈倍率や一定濃度の標準品との対比によって得られる濃度段階区分など、相対的な多寡を判定・分類するもの、「定量」とは分析物の量を標準品との対比によって精密に測定するものをいう**。

・初診、再診又は在宅医療において、患者の診療を担う保険医の指示に基づき、当該保険医の診療日以外の日に訪問看護ステーション等の看護師等が、当該患者に対し検査のための検体採取等を実施した場合は、当該保険医療機関において、第１節第１款検体検査実施料を算定するとともに、検体採取に当たって必要な試験管等の材料を患者に対して支給すること。なお、この場合にあっては、当該検体採取が実施された日を診療報酬明細書の摘要欄に記載すること。

　以上が検査料全体の通則、通知になります。ポイントは太字にしていますが、まとめると次のような点になります。

【検査料のポイントのまとめ】

・対称器官に係る検査は規定されている場合を除き、両側の検査料として算定する。

※これは、処置の項と考え方は同様になります。したがって手術料だけが片側の点数が表記されており、処置料と検査料は両側の点数が記載されていることになります（本書では処置及び手術の解説は省略しています）。

・基本診療料に含まれる簡単な検査がある。

※代表的なものとしては血圧測定などがあります。

・算定回数が複数月に１回又は年１回のみとされている場合、レセプトの摘要欄に前回の実施日（初回の場合は初回である旨）を記載しなければならない。

※代表的なものとして骨粗鬆症の診断や経過観察に用いられる骨塩定量検査などがあります。この場合、４月に１回の算定になっていますので、初回であれば初回日付、２回目以降の検査であれば、前回の検査日を記載する必要があります。

2 検体検査料の算定のポイント

【検体検査料の算定のポイント】

検体検査とは身体から検体を採取して行なわれる検査であることは既に解説しましたが、検体検査が行なわれた場合は、次のものを算定することになります。

- **検査実施料**
- **検体検査判断料**
- **検体採取料**
- **薬剤料**
- **特定保険医療材料料**

この５項目の算定について確認していくことが必要になりますが、薬剤料と特定保険医療材料料の算定については、他の診療行為で解説した通りで特に変わりはありません。検査実施料についてはこれから詳しく解説していきますが、検体検査判断料と検体採取料についてをまず確認しておきましょう。

【検体検査判断料の算定のポイント】

検体検査判断料は検体検査を実施した場合に、次の７区分の判断料をそれぞれに対して算定することができます。

①尿・糞便等検査判断料 **34点**
②遺伝子関連・染色体検査判断料 **100点**
③血液学的検査判断料 **125点**
④生化学的検査（Ⅰ）判断料 **144点**
⑤生化学的検査（Ⅱ）判断料 **144点**
⑥免疫学的検査判断料 **144点**
⑦微生物学的検査判断料 **150点**

【ココに注意！】

・検体検査を実施した種類または回数にかかわらず、同一区分の判断料はそれぞれ月１回に限り、初回の検査を実施した日に算定します。
（同一医療機関において患者１人につき、月１回の算定となります）
・尿・糞便等検査の中の尿中一般物質定性半定量検査のみを実施した場合は、尿・糞便等検査判断料を算定することはできません。
・別に厚生労働大臣が定める、検体検査管理に関する施設基準に適合するものとして、地方厚生局長等に届け出た医療機関において、検体検査を実施した場合は患者１人につき月に１回限り次の点数を加算します。
イ．検体検査管理加算（Ⅰ）　**40点**
ロ．検体検査管理加算（Ⅱ）（入院患者に限る）**100点**
ハ．検体検査管理加算（Ⅲ）（入院患者に限る）**300点**
ニ．検体検査管理加算（Ⅳ）（入院患者に限る）**500点**
＊上記イ～ニは同一月に併算定できない。
国際標準検査管理加算（要届出：Ⅰ以外）　**40点**

検体検査判断料は各グループ月１回（入院と外来を合わせて）になります。なお、施設基準をクリアし、届出を行なっている医療機関では、**検体検査管理加算**を算定することができます。

【検体採取料の算定のポイント】

検体採取料とは、患者の身体から検体を採取する技術料といえますが、患者自身が自分で採取できるような検体（尿や便など）については検体採取料を算定することはできません。

医師や看護師等が検体を採取するケースが想定されていますが、代表的なものとしては血液が挙げられます。その他にも関節液などの採取についても検体採取料を算定することができます。代表的なものは下記になりますが、算定頻度の高い項目は静脈採血（B-V）になります。電子カルテ等では先の判断料やこの検体採取料は自動算定されることが多いので、算定漏れになることは少ないといえます。逆に検体採取料が算定できなくなる診療行為が第３章の中で出てきましたが、覚えているでしょうか？

特定薬剤治療管理料や悪性腫瘍特異物質治療管理料を算定した日は採血料（B-V）を算定することはできませんので、忘れていた方は第３章の復習をしておきましょう。

・血液採取（１日につき）

１．静脈（B-V）　**35点**

２．その他（B-C）　**6点**

注)・入院中の患者に対しては算定不可。

・６歳未満の乳幼児の場合は**25点**を加算する。

・脳室穿刺　**500点**

・後頭下穿刺　**300点**

・腰椎穿刺、胸椎穿刺、頸椎穿刺（脳脊髄圧測定を含む）　**220点**

・腎嚢胞または水腎症穿刺　**240点**

注)・６歳未満の乳幼児の場合は**100点**を加算する。

・骨髄穿刺

1．胸骨　**260点**

2．その他　**280点**

注)・６歳未満の乳幼児の場合は**100点**を加算する。

・骨髄生検　**730点**

注)・６歳未満の乳幼児の場合は**100点**を加算する。

・関節穿刺（片側）　**100点**

注)・３歳未満の乳幼児の場合は**100点**を加算する。

・上顎洞穿刺（片側）　**60点**

・扁桃周囲炎又は扁桃周囲膿瘍における試験穿刺（片側）　**180点**

・ダグラス窩穿刺　**240点**

・リンパ節等穿刺または針生検　**200点**

3 検体検査にまつわるその他の加算

【時間外緊急院内検査加算のポイント】

外来患者について、緊急のために保険医療機関が表示する時間以外の時間帯（時間外・休日・深夜）に、当該保険医療機関において検体検査を実施した場合は、所定点数に **200 点**（１日につき）を加算します。

入院中の患者には算定できませんが、時間外・休日・深夜に緊急に外来受診の患者が検体検査を実施し、そのまま入院した場合（即日入院）は、算定することができます。ただし、この場合において、同一日に、下記の外来迅速検体検査加算は算定できません。

【ココに注意！】

「緊急」に検査する場合とは、何らかの処置や手術などが直ちに必要な患者であって、通常の診察のみでは的確な診断が困難で、かつ、通常の検査体制が整うまで待てない重篤な状態の場合をいいます。

【外来迅速検体検査加算のポイント】

外来患者に対して実施した別に厚生労働大臣が定めるすべての検体検査の結果について、検査実施日のうちに説明した上で文書により情報を提供し、当該検査の結果に基づく診療が行なわれた場合に、１日につき５項目を限度として、検体検査実施料各項目の所定点数にそれぞれ**10点**を加算します。

別表第九の二　検体検査実施料に規定する検体検査（外来迅速検体検査加算の対象検査）

１　医科点数表区分番号Ｄ０００に掲げる尿中一般物質定性半定量検査

２　医科点数表区分番号Ｄ００２に掲げる尿沈渣（鏡検法）

３　医科点数表区分番号Ｄ００３に掲げる糞便検査のうち次のもの
　糞便中ヘモグロビン

４　医科点数表区分番号Ｄ００５に掲げる血液形態・機能検査のうち次のもの
　赤血球沈降速度（ＥＳＲ）／末梢血液一般検査／ヘモグロビンＡ１Ｃ（Ｈｂ

Ａ１Ｃ）

５　医科点数表区分番号Ｄ００６に掲げる出血・凝固検査のうち次のもの
プロトロンビン時間（ＰＴ）／フィブリン・フィブリノゲン分解産物（ＦＤＰ）定性／フィブリン・フィブリノゲン分解産物（ＦＤＰ）半定量／フィブリン・フィブリノゲン分解産物（ＦＤＰ）定量／Ｄダイマー

６　医科点数表区分番号Ｄ００７に掲げる血液化学検査のうち次のもの
総ビリルビン／総蛋白／アルブミン／尿素窒素／クレアチニン／尿酸／アルカリホスファターゼ（ＡＬＰ）／コリンエステラーゼ（ＣｈＥ）／γ－グルタミルトランスフェラーゼ（γ－ＧＴ）／中性脂肪／ナトリウム及びクロール／カリウム／カルシウム／グルコース／乳酸デヒドロゲナーゼ（ＬＤ）／クレアチンキナーゼ（ＣＫ）／ＨＤＬ－コレステロール／総コレステロール／アスパラギン酸アミノトランスフェラーゼ（ＡＳＴ）／アラニンアミノトランスフェラーゼ（ＡＬＴ）／ＬＤＬ－コレステロール／グリコアルブミン

７　医科点数表区分番号Ｄ００８に掲げる内分泌学的検査のうち次のもの
甲状腺刺激ホルモン（ＴＳＨ）／遊離サイロキシン（ＦＴ4）／遊離トリヨードサイロニン（ＦＴ3）

８　医科点数表区分番号Ｄ００９に掲げる腫瘍マーカーのうち次のもの
癌胎児性抗原（ＣＥＡ）／α－フェトプロテイン（ＡＦＰ）／前立腺特異抗原（ＰＳＡ）／ＣＡ19－９

９　医科点数表区分番号Ｄ０１５に掲げる血漿蛋白免疫学的検査のうち次のもの
Ｃ反応性蛋白（ＣＲＰ）

10　医科点数表区分番号Ｄ０１７に掲げる排泄物、滲出物又は分泌物の細菌顕微鏡検査のうち次のもの
その他のもの

上記の２つの加算があります。このような加算は算定頻度も多くなりますので、算定漏れのないように注意しましょう。また、上記にも記載されていますが、時間外緊急院内検査加算と外来迅速検定検査加算を同時に算定することはできませんので注意しましょう。

4 検体検査実施料の算定のポイント

では、検体検査実施料の算定についてみていきましょう。検体検査は先に述べたように６つのグループに分類されています。各グループの代表的な項目の算定について記載しておきます。

【尿・糞便等検査の算定のポイント】

●尿中一般物質定性半定量検査　　26点

注）

当該保険医療機関内で検査を行なった場合に算定する。

通知）

(１) 検体検査を行なった場合は所定の判断料を算定できるものであるが、尿中一般物質定性半定量検査を実施した場合は、当該検査に係る判断料は算定できない。

(２) 尿中一般物質定性半定量検査

ア　尿中一般物質定性半定量検査とは、試験紙、アンプル若しくは錠剤を用いて検査する場合又は試験紙等を比色計等の機器を用いて判定する場合をいい、検査項目、方法にかかわらず、１回につき所定点数により算定する。

イ　尿中一般物質定性半定量検査に含まれる定性半定量の検査項目は、次のとおりである。

(イ) 比重
(ロ) pH
(ハ) 蛋白定性
(ニ) グルコース
(ホ) ウロビリノゲン
(ヘ) ウロビリン定性
(ト) ビリルビン
(チ) ケトン体
(リ) 潜血反応
(ヌ) 試験紙法による尿細菌検査（亜硝酸塩）
(ル) 食塩

(ヲ) 試験紙法による白血球検査（白血球エステラーゼ）

(ワ) アルブミン

(３) 尿中一般物質定性半定量検査は当該検査の対象患者の診療を行なっている保険医療機関内で実施した場合にのみ算定できるものであり、委託契約等に基づき当該保険医療機関外で実施された検査の結果報告を受けるのみの場合は算定できない。ただし、委託契約等に基づき当該保険医療機関内で実施された検査について、その結果が当該保険医療機関に対して速やかに報告されるような場合は、所定点数を算定できる。

上記が尿検査では一番ポピュラーな検査ともいえる尿中一般物質定性半定量検査になります。算定する上での注意点は、検体検査判断料が（この場合は尿・糞便等検査判断料）唯一算定できない検査である点です。これ以降に記載する検体検査についてはすべて判断料の算定対象になりますが、尿中物質定性半定量検査については判断料を算定することはできません。また、カルテ記載では、尿一般やU-検と記載されることがありますので、併せて覚えておきましょう。

なお、上記にも記載されていますが、尿一般に含まれている検査を１項目しか行なわなかった場合でも、全項目を実施した場合でも、算定できる点数は**26点**になります。

尿一般検査は、腎臓や尿路系の疾患に対してだけではなく、全身性疾患の診断の目的で実施する場合があります。

●尿沈渣（鏡検法）　27点

注）

１ 同一検体について当該検査と区分番号Ｄ０１７に掲げる排泄物、滲出物又は分泌物の細菌顕微鏡検査を併せて行なった場合は、主たる検査の所定点数のみ算定する。

２ 当該保険医療機関内で検査を行なった場合に算定する。

３ 染色標本による検査を行なった場合は、９点を加算する。

通知）

(１) 尿沈渣（鏡検法）の所定点数は、赤血球、白血球、上皮細胞、各種円柱、類円柱、粘液系、リポイド、寄生虫等の無染色標本検査の全ての費用を含む。

(２) 尿沈渣（鏡検法）は、区分番号「Ｄ０００」尿中一般物質定性半定量検査若しくは区分番号「Ｄ００１」尿中特殊物質定性定量検査において何らかの所見が認められ、又は診察の結果からその実施が必要と認められて実施した場合に算定すること。

(３) 尿沈渣（鏡検法）は当該検査の対象患者の診療を行なっている保険医療機関内で実

施した場合にのみ算定できるものであり、委託契約等に基づき当該保険医療機関外で実施された検査の結果報告を受けるのみの場合は算定できない。ただし、委託契約等に基づき当該保険医療機関内で実施された検査について、その結果が当該保険医療機関に速やかに報告されるような場合は、所定点数により算定する。
(4) 尿路系疾患が強く疑われる患者について、診療所が尿沈渣（鏡検法）を衛生検査所等に委託する場合であって、当該衛生検査所等が採尿後４時間以内に検査を行ない、検査結果が速やかに当該診療所に報告された場合は、所定点数を算定できる。
(5) 当該検査と区分番号「Ｄ００２－２」尿沈渣（フローサイトメトリー法）を併せて実施した場合は、主たるもののみ算定する。

上記が尿沈渣（鏡検法）の算定になります。尿沈渣の検査方法としては、鏡検法以外にもフローサイトメトリー法もあります。尿沈渣は主に腎臓や尿疾患の診断に用いられます。代表的な疾患では、腎不全、膀胱炎、尿路感染症、尿路結石症などが挙げられます。

【血液学的検査のポイント】

血液学的検査は血液形態・機能検査と出血・凝固検査に分類されています。特に算定頻度が高いものとしては、赤血球沈降速度、末梢血液一般、末梢血液像、網赤血球数などがあります。赤血球沈降速度は、各種感染症・炎症的な疾患、心筋梗塞や慢性肝炎などの診断を目的として行なわれます。なお、血液学的検査、生化学的検査Ⅰ、生化学的検査Ⅱ、免疫学的検査においての検体は主に血液が用いられますので、採血料の算定を忘れないように注意しましょう。

●血液形態・機能検査

１　赤血球沈降速度（ＥＳＲ）　**9点**
注）当該保険医療機関内で検査を行なった場合に算定する。
２　網赤血球数　**12点**
３　血液浸透圧、好酸球（鼻汁・喀痰）、末梢血液像（自動機械法）　**15点**
４　好酸球数　**17点**
５　末梢血液一般検査　**21点**
６　末梢血液像（鏡検法）　**25点**
注）特殊染色を併せて行なった場合は、特殊染色ごとにそれぞれ**27点**を加算する。
７　血中微生物検査　**40点**

8　赤血球抵抗試験　　**45点**

9　ヘモグロビンＡ１ｃ（ＨｂＡ１ｃ）　**49点**

10　自己溶血試験、血液粘稠度　　　**50点**

11　ヘモグロビンＦ（ＨｂＦ）　　　**60点**

12　デオキシチミジンキナーゼ（ＴＫ）活性　　**233点**

13　ターミナルデオキシヌクレオチジルトランスフェラーゼ（ＴｄＴ）　**250点**

14　骨髄像　　**812点**

注）特殊染色を併せて行なった場合は、特殊染色ごとにそれぞれ**40点**を加算する。

15　造血器腫瘍細胞抗原検査（一連につき）　**1,940点**

通知）

(1)「１」の赤血球沈降速度（ＥＳＲ）は当該検査の対象患者の診療を行なっている保険医療機関内で実施した場合にのみ算定できるものであり、委託契約等に基づき当該保険医療機関外で実施された検査の結果報告を受けるのみの場合は算定できない。ただし、委託契約等に基づき当該保険医療機関内で実施された検査について、その結果が当該保険医療機関に速やかに報告されるような場合は、所定点数により算定する。

(2)同一検体について、「４」の好酸球数及び「３」の末梢血液像（自動機械法）又は「６」の末梢血液像（鏡検法）を行なった場合は、主たる検査の所定点数のみを算定する。

(3)「３」の末梢血液像（自動機械法）、「６」の末梢血液像（鏡検法）及び「14」の骨髄像の検査については、少なくともリンパ球、単球、好中球、好酸球、好塩基球の５分類以上の同定・比率計算を行なった場合に算定する。

(4)「６」の末梢血液像（鏡検法）及び「14」の骨髄像の検査に当たって、位相差顕微鏡又は蛍光顕微鏡を用いた場合であっても所定点数により算定する。また、末梢血液像（鏡検法）の検査の際に赤血球直径の測定を併せて行なった場合であっても、所定点数により算定する。

(5)「６」の「注」及び「14」の「注」にいう特殊染色は、次のとおりである。

ア　オキシダーゼ染色

イ　ペルオキシダーゼ染色

ウ　アルカリホスファターゼ染色

エ　パス染色

オ　鉄染色（ジデロブラスト検索を含む。）

カ　超生体染色

キ　脂肪染色

ク　エステラーゼ染色

(6)「5」の末梢血液一般検査は、赤血球数、白血球数、血色素測定(Hb)、ヘマトクリット値（Ht）、血小板数の全部又は一部を行なった場合に算定する。

(7)「8」の赤血球抵抗試験は、次のとおりである。

ア　シュガーウォーターテスト

イ　ハムテスト

ウ　クロスビーテスト

エ　パルパート法

オ　サンフォード法

(8)「9」のヘモグロビンＡ１Ｃ(HbＡ１Ｃ)、区分番号「Ｄ００７」血液化学検査の「18」グリコアルブミン又は同区分「22」の１,５－アンヒドロ－D－グルシトール（１,５ＡＧ）のうちいずれかを同一月中に併せて２回以上実施した場合は、月１回に限り主たるもののみ算定する。ただし、妊娠中の患者、１型糖尿病患者、経口血糖降下薬の投与を開始して６月以内の患者、インスリン治療を開始して６月以内の患者等については、いずれか１項目を月１回に限り別に算定できる。

(9)「12」のデオキシチミジンキナーゼ（ＴＫ）活性は、造血器腫瘍の診断又は治療効果判定のために行なった場合に算定する。

(10)「13」のターミナルデオキシヌクレオチジルトランスフェラーゼ（ＴdＴ）は、白血病又は悪性リンパ腫の診断又は治療効果判定のために行なった場合に算定する。

(11) 造血器腫瘍細胞抗原検査

ア「15」の造血器腫瘍細胞抗原検査はモノクローナル抗体を用いて蛍光抗体法、酵素抗体法、免疫ロゼット法等により白血病細胞又は悪性リンパ腫細胞の表面抗原又は細胞内抗原の検索を実施して病型分類を行なった場合に算定できる。

イ 対象疾病は白血病、悪性リンパ腫等である。

ウ 検査に用いられるモノクローナル抗体は、医薬品として承認されたものであり、検査に当たって用いたモノクローナル抗体の種類、回数にかかわらず、一連として所定点数を算定する。

【生化学的検査（Ⅰ）のポイント】

生化学的検査（Ⅰ）の各検査は、血清中の成分を化学的に調べる、たいへんよく行なわれる検査です。点数表では１～60に分類されており、項目数も多く、算定方法も包括算定されるものがあります。検査名から包括算定する項目かどうかを見極めることが大切です。

■生化学的検査（Ⅰ）の包括算定される項目
血液化学検査（1～8）

1.　**11点**

総ビリルビン（BiL／総）
直接ビリルビン又は抱合型
ビリルビン（BiL／直）
総蛋白（TP）
アルブミン（Alb）
尿素窒素
クレアチニン（CRE）
尿酸（UA）
アルカリホスファターゼ（ALP）
コリンエステラーゼ（ChE）
γ-グルタミルトランスフェラーゼ（γ-GT）
中性脂肪（TG）
ナトリウム及びクロール（Na、Cl）
カリウム（K）
カルシウム（Ca）
マグネシウム（Mg）
クレアチン（Cr）
グルコース（BS）
乳酸デヒドロゲナーゼ（LD）
アミラーゼ（Amy）
ロイシンアミノペプチダーゼ（LAP）
クレアチンキナーゼ（CK）
アルドラーゼ（ALD）
遊離コレステロール（遊離-cho）
鉄（Fe）
血中ケトン体・糖・クロール検査
（試験紙法・アンプル法・固定化酵素電極によるもの）
不飽和鉄結合能（UIBC）（比色法）
総鉄結合能（TIBC）（比色法）

2.　リン脂質（PL）　　**15点**

3.　　**17点**

HDL－コレステロール（HDL－cho）
無機リン及びリン酸
総コレステロール（T-cho）
アスパラギン酸アミノトランスフェラーゼ（AST）
アラニンアミノトランスフェラーゼ（ALT）

4.　　**18点**

LDL－コレステロール（LDL－cho）
蛋白分画（タン分画）

5.　銅（Cu）　　**23点**

6.　リパーゼ　　**24点**

7.　イオン化カルシウム　　**26点**

8.　マンガン（Mn）　　**27点**

注）患者から１回に採取した血液で、上記の血液化学検査１～８の検査を５項目以上行なった場合は、所定点数にかかわらず次の点数により算定します。

イ．５項目以上７項目以下　　**93点**
ロ．８項目又は９項目　　**99点**
ハ．10項目以上　　**109点**
（入院初回に限り入院時初回加算**20点**を加算）

【ココに注意！】

・Na及びClは、いずれか一方のみを測定した場合でも、両方測定した場合でも、所定点数のみの算定となります。（この２項目で１項目とします）
・Caとイオン化カルシウムを同時に測定した場合は、いずれか１項目のみの算定となります。
・無機リン及びリン酸は、いずれか一方のみを測定した場合でも、両方測定した場合も、所定点数のみの算定となります。（この２項目で１項目とします）

生化学的検査（Ⅰ）では、項目数により包括点数を算定する検査項目と個別に出来高で算定する項目に分かれますが、本書では算定頻度の高い包括項目について記載しておきます。生化学的検査（Ⅰ）の包括項目検査は内臓系疾患の診断に行なわれることが多いですが、代表的な検査項目と適用疾患について記載しておきますので、実務での参考にしてください。

・総蛋白……感染症、肝疾患、脱水症、炎症性疾患等
・アルブミン……肝疾患、甲状腺機能亢進症、低蛋白血症等
・尿素窒素……腎臓系疾患、尿路系疾患、消化管出血等
・尿酸……痛風、腎疾患等
・γ-GT……脂肪肝、肝障害、肝炎等
・中性脂肪……脂質異常症、糖尿病、肝障害、甲状腺機能低下症等
・グルコース……糖尿病、甲状腺機能異常、膵炎等
・鉄……貧血、肝疾患等
・総コレステロール……脂質異常症、糖尿病、甲状腺機能異常、黄疸等
・AST……肝炎、心筋梗塞、脂肪肝等
・ALT……肝炎、脂肪肝、胆石症等
・LDL-コレステロール……狭心症、心筋梗塞、脂質異常症等

【生化学的検査（II）のポイント】

生化学的検査（Ⅱ）については、

・**内分泌学的検査**　50項目
・**腫瘍マーカー**　29項目
・**特殊分析**　８項目

に分かれます。

算定方法についても生化学的検査（Ⅰ）と同様に包括算定されるものもありますので注意してください。

「腫瘍マーカー」については他の診療の結果、悪性腫瘍が疑われる患者に対して実施されます。しかし、すでに悪性腫瘍の診断がされている患者に対して検査を実施した場合には、医学管理等で学習した「悪性腫瘍特異物質治療管理料」として算定します。したがって生化学的検査（Ⅱ）の「腫瘍マーカー」として算定する場合は、悪性腫瘍の疑いがあり、検査が実施された場合ということになります。

次ページに腫瘍マーカー検査について記載しておきますので参考にしてください。

腫瘍マーカー

腫瘍マーカー

1. 尿中BTA……………………………… **80点**
2. 癌胎児性抗原（CEA）……………… **102点**
3. α-フェトプロテイン（AFP）……… **104点**
4. 扁平上皮癌関連抗原（SCC抗原）…… **107点**
5. 組織ポリペプタイド抗原（TPA）…… **110点**
6. ………………………………………… **118点**

DUPAN-2、NCC-ST-439

CA15-3

7. エラスターゼ1 ……………………… **126点**
8. ………………………………………… **127点**

前立腺特異抗原（PSA）、CA19-9

9. ………………………………………… **139点**

PIVKA-Ⅱ半定量、PIVKA-Ⅱ定量

10. CA125 ……………………………… **144点**
11. ………………………………………… **146点**

CA72-4、SPan-1、シアリルTn抗原(STN)、神経特異エノラーゼ（NSE）

12. 核マトリックスプロテイン22（NMP22）定性（尿）……………………………… **147点**
13. シアリルLe^x-i抗原（SLX）………… **148点**
14. 塩基性フェトプロテイン(BFP) …… **150点**
15. 遊離型PSA比（PSA F/T比）……… **154点**
16. サイトケラチン8・18（尿）……… **160点**
17. BCA225、サイトケラチン19フラグメント（シフラ）………………………… **162点**
18. 抗p53抗体 ………………………… **163点**
19. シアリルLe^x抗原（CSLEX）……… **164点**
20. Ⅰ型コラーゲン-C-テロペプチド（ICTP）・**170点**
21. ………………………………………… **175点**

ガストリン放出ペプチド前駆体（ProGRP）

22. ………………………………………… **184点**

CA54/61、癌関連ガラクトース転移酵素（GAT）

23. ………………………………………… **190点**

CA602、α-フェトプロテインレクチン分画（AFP-L3%）

24. ………………………………………… **194点**

γ-セミノプロテイン(γ-Sm)

25. ヒト精巣上体蛋白4（HE4）………… **200点**
26. 可溶性メソテリン関連ペプチド……… **220点**
27. ………………………………………… **305点**

癌胎児性抗原（CEA）定性（乳頭分泌液）、癌胎児性抗原（CEA））半定量（乳頭分泌液）

28. HER2蛋白…………………………… **320点**
29. ………………………………………… **438点**

可溶性インターロイキン-2レセプター（sIL-2R）

注）・患者から1回に採取した血液で、上記の2～29に掲げる検査を行った場合は、次の点数により算定する。

イ. 2項目 ……… **230点**

ロ. 3項目 ……… **290点**

ハ. 4項目以上 …… **408点**

【ココに注意！】

・腫瘍マーカーは、悪性腫瘍の疑いが強い患者に対して実施しますが、悪性腫瘍の診断の確定または転帰の決定までの間に１回のみしか算定できません。

・すでに悪性腫瘍であると診断され、悪性腫瘍特異物質治療管理料を算定している患者に対しては算定することはできません。

■腫瘍マーカー検査と悪性腫瘍病名

・α-フェトプロテイン（AFP）………肝臓癌
・癌胎児性抗原（CEA）…………………大腸癌、直腸癌、胃癌、乳癌、肺癌等
・DUPAN-２……………………………膵癌、胆道癌、肝臓癌等
・扁平上皮癌関連抗原（SCC抗原）……肺癌、食道癌、子宮癌等
・CA19-9…………………………………膵癌、胆道癌、胃癌、大腸癌等
・PIVKAⅡ………………………………肝臓癌
・エラスターゼ１………………………膵癌、乳頭部癌
・塩基性フェトプロテイン（BFP）…原発性肝癌、膵癌、大腸癌、胆道癌、肺癌、腎癌、睾丸癌、前立腺癌、卵巣癌、子宮癌等

●免疫学的検査

免疫学的検査は、

・免疫血液学的検査　10項目
・感染症免疫学的検査　52項目
・肝炎ウイルス関連検査　14項目
・自己抗体検査　45項目
・血漿蛋白免疫学的検査　27項目
・細胞機能検査　７項目

に分類されています。

包括算定されるものもあるので、注意が必要です。下記に代表的なものを抜粋しますので参照してください。

■肝炎ウイルス関連検査

1. HBs抗原定性・半定量　**29点**

2. HBs抗体定性、HBs抗体半定量　**32点**

3. HBs抗原、HBs抗体　**88点**

4. HBe抗原、HBe抗体　**104点**

5. HCV抗体定性・定量、HCVコア蛋白　**108点**

6. HBc抗体半定量・定量　**137点**

7. HCVコア抗体　**143点**

8. HA-IgM抗体、HA抗体、HBc-IgM抗体　**146点**

9. HCV構造蛋白及び非構造蛋白抗体定性、HCV構造蛋白 及び非構造蛋白抗体半定量　**160点**

10. HE-IgA抗体定性　**210点**

11. HCV血清群別判定　**227点**

12. HBVコア関連抗原（HBcrAg）　**266点**

13. デルタ肝炎ウイルス抗体　**330点**

14. HCV特異抗体価、HBVジェノタイプ判定　**340点**

注）・患者から１回に採取した血液で、上記の３～14までに掲げる検査を行なった場合は、下記点数により算定します

イ. 3項目　**290点**

ロ. 4項目　**360点**

ハ. 5項目以上　**438点**

■血漿蛋白免疫学的検査

１．C反応性蛋白(CRP)定性、C反応性蛋白(CRP)　**16点**

２．赤血球コプロポルフィリン定性、グルコース-6-ホスファターゼ(G-6-Pase)　**30点**

３．グルコース-6-リン酸デヒドロゲナーゼ(G-6-PD)定性、赤血球プロトポルフィリン定性　**34点**

４．血清補体価(CH_{50})、免疫グロブリン　**38点**

注）免疫グロブリンについてＩgG, Ｉ gA, Ｉ gM, Ｉ gD を行なった場合はそれぞれ所定点数を算定する。

５．クリオグロブリン定性、クリオグロブリン定量　**42点**

６．血清アミロイドA蛋白（SAA）　**47点**

７．トランスフェリン（Tf）　**60点**

8．C_3、C_4　**70点**
9．セルロプラスミン　**90点**
10. 非特異的ＩgE半定量 、非特異的ＩgE定量　**100点**
11. β_2ーマイクログロブリン　**104点**
12. トランスサイレチン（プレアルブミン）　**107点**
13. 特異的ＩgE半定量・定量　**110点**
注）特異的ＩgE（RAST）検査半定量・定量は、特異抗原の種類ごとに所定点数を算定する。ただし、１回に採取した血液により検査を行なった場合は**1,430点**を限度とします。
14. レチノール結合蛋白（RBP）、α1ーマイクログロブリン、ハプトグロビン（型補正を含む）　**136点**
15. C_3プロアクチベータ　**160点**
16. 免疫電気泳動法(抗ヒト全血清)　**170点**
17. ヘモペキシン　**180点**
18. TARC　**184点**
19. APRスコア定性　**191点**
20. アトピー鑑別試験定性　**194点**
21. Bence Jones蛋白同定（尿）　**201点**
22. 癌胎児性フィブロネクチン定性(頸管腟分泌液)　**204点**
23. 免疫電気泳動法（特異抗血清）　**224点**
24. C_1インアクチベータ　**268点**
25. 免疫グロブリンL鎖κ／λ比　**330点**
26. 免疫グロブリン遊離L鎖κ／λ比　**388点**
27. 結核菌特異的インターフェロンーγ産生能　**612点**

肝炎ウイルス関連検査と血漿タンパク免疫学的検査の代表的な項目について記載しておきます。肝炎ウイルス関連検査では、HBs抗原定性・半定量はB型肝炎、HCV抗体定性、定量はC型肝炎に対して行なわれる検査になります。血漿蛋白免疫学的検査では、CRPがよく行なわれます。CRPは炎症反応を調べる検査で、感染症などの診断に用いられます。

【微生物学的検査のポイント】

（1）細菌顕微鏡検査

尿、糞便、喀痰、穿刺液、胃液、十二指腸液、胆汁、膿、眼分泌液、鼻腔液、咽喉液、口腔液、その他の分泌物、排泄物や滲出液など、あらゆる検体に含まれる細菌の顕微鏡検査です。

主な染色法と病原菌は下記のようになります。

〈染色法〉　　　　　〈病原菌〉

・抗酸菌染色………結核菌
・単染色……………淋菌、髄膜炎菌
・ギムザ染色………マラリア原虫（血液）
・ナイセル染色……ジフテリア菌
・爽膜染色…………肺炎球菌、肺炎桿菌
・グラム染色………肺炎球菌、肺炎桿菌、髄膜炎菌、淋菌、ブドウ球菌、連鎖球菌、カンジダ

（2）細菌培養同定検査

細菌培養同定検査とは、「培養検査」（分離した細菌を増やすもの）と「同定検査」（細菌の形、性質を血清学や生物学的に調べて菌の種類を決定するもの）を同時にする検査をいいます。検体の種類によって点数が決められています。

（3）嫌気性培養

破傷風菌、ボツリヌス菌、ガス壊疽菌、無芽胞嫌気性菌などの菌は、空気のないところで繁殖します。これらの菌を培養するには、空気を遮断する必要があります。つまり、嫌気になるので嫌気性培養といいます。

（4）細菌薬剤感受性検査

細菌薬剤感受性検査とは、患者の体内の病原菌にどの薬剤（抗生物質）が、最も有効であるかを調べる検査です。検査方法は、感受性ディスクという薬剤をしみこませた紙をシャーレ（培養基）に置き、ディスクの周辺の細菌繁殖度を調べます。そして、どの薬剤が治療に効果的か24時間後に判定します。

細菌培養同定検査によって同定された病原菌種のうち、細菌薬剤感受性検査を実際に行なえた菌種の数によって算定します。

【微生物学的検査の算定のポイント】

・排泄物、滲出物又は分泌物の細菌顕微鏡検査

1. 蛍光顕微鏡、位相差顕微鏡、暗視野装置等を使用するもの　**50点**

注）集菌塗抹法を行なった場合は**32点**を加算します

2. 保温装置使用アメーバ検査　**45点**

3.　その他のもの　　**61点**

・細菌培養同定検査

1.　口腔、気道又は呼吸器からの検体　　**160点**
2.　消化管からの検体　　**180点**
3.　血液又は穿刺液　　**215点**
4.　泌尿器又は生殖器からの検体　　**170点**
5.　その他の部位からの検体　　**160点**
6.　簡易培養　　**60点**

注)

・同一検体について一般培養と併せて嫌気性培養を行なった場合は、**112点**を加算します。

・入院中の患者に対して質量分析装置を用いて細菌の同定を行なった場合は、**40点**を加算します。

・細菌薬剤感受性検査

1.　１菌種　　**170点**
2.　２菌種　　**220点**
3.　３菌種以上　　**280点**
4.　薬剤耐性菌検出　　**50点**
5.　抗菌薬併用効果スクリーニング　　**150点**

注)・菌が検出できず、実施できなかった場合には、算定できません。

・酵母様真菌薬剤感受性検査　　**150点**

・抗酸菌分離培養検査

①　抗酸菌分離培養(液体培地法)　　**280点**

②　抗酸菌分離培養(それ以外のもの)　　**204点**

・抗酸菌同定(種目数にかかわらず一連につき)　　**361点**

・抗酸菌薬剤感受性検査(培地数に関係なく)　　**380点**

注)４薬剤以上使用した場合に限り算定します。

以上が検体検査の解説になります。かなり抜粋しましたが、それでも多くの項目があります。各グループの検査名と算定原則について理解しておきましょう。

5 【生体検査】生体検査料の算定の基礎知識

生体検査は12のグループに分類されています。本書では代表的な項目についてのみ記載しておきますが、生体検査では**検査実施料のみを算定**するものや**検査実施料と判断料を算**定する項目がありますので、注意しましょう。なお、内視鏡検査などでは、薬剤を使用しますので、これまでに学習した要領で算定してください。なお、判断料が算定できる生体検査は下記になります。

- **呼吸循環機能検査の一部（肺気量分画測定、フローボリュームカーブ等）**
- **脳波検査**
- **神経、筋検査の一部**
- **ラジオアイソトープを用いた諸検査**

判断料の点数は下記になります。

■生体検査判断料

1	呼吸機能検査等判断料	**140点**
2	脳波検査判断料１（要届出）	**350点**
	脳波検査判断料２	**180点**
3	神経・筋検査判断料	**180点**
4	ラジオアイソトープ検査判断料	**110点**

【逓減算定法のポイント】

生体検査の中には同一月に２回以上実施した場合の算定において逓減算定法を用いる項目があります。逓減算定法とは同一月に２回以上同じ検査を行なった場合に、減額されることで所定点数の**90／100**で算定します。例えば心電図検査の場合は下記のように算定します。

（例）

４／１　心電図検査（12）　130点

４／25　心電図検査（12）　130点×0.9＝117点

このように２回目以降は１割減額した点数を算定します。この場合の、診療報酬明細書（レセプト）摘要欄は「**減**」と表記しておきます。逓減算定法はすべての生体検査に対して行なうものではなく、対象外（２回目以降も同様の点数算定）の検査もありますので注意しましょう。対象外の検査としては、下記になります。

・呼吸循環機能検査等の一部
・超音波検査等（骨塩定量検査を除く）
・内視鏡検査（血管内視鏡検査を除く）

【乳幼児等の加算のポイント】
生体検査には一部の検査に年齢等の加算が認められています。詳細は下記になります。

新生児・乳幼児または幼児に対しての生体検査は、加算して算定する。
・ 新生児加算（生後27日目まで）　所定点数の**100分の100**加算
（小数点以下四捨五入）
・乳幼児加算（生後28日目～3歳未満）所定点数の**100分の70**加算
（小数点以下四捨五入）
・幼児加算（3歳以上～6歳未満）　所定点数の**100分の40**加算
（小数点以下四捨五入）
（呼吸循環機能検査等～神経・筋検査まで）

ただし、**以下の場合は加算しない**。
・呼吸機能検査等判断料
・心臓カテーテル法による諸検査
・心電図検査の「注」に掲げるもの
・負荷心電図検査の「注1」に掲げるもの
・呼吸心拍監視、新生児心拍・呼吸監視、カルジオスコープ（ハートスコープ）、カルジオタコスコープ
・経皮的血液ガス分圧測定、血液ガス連続測定
・経皮的酸素ガス分圧測定

・深部体温計による深部体温測定
・前額部、胸部、手掌部、足底部体表面体温測定による末梢循環不全状態観察
・脳波検査の「注２」に掲げるもの
・脳波検査判断料
・神経・筋検査判断料
・ラジオアイソトープ検査判断料
・内視鏡検査の通則3に掲げるもの
・超音波内視鏡検査を実施した場合の加算
・肺臓カテーテル法、肝臓カテーテル法、膵臓カテーテル法

【生体検査実施料の算定のポイント】

では、生体検査実施料の代表的な項目について確認しておきましょう。

●呼吸循環機能検査等の算定
〔実施料 ＋ 判断料、逓減制なし〕

・スパイログラフィー等検査
1. 肺気量分画測定（安静換気量測定、最大換気量測定を含む） **90点**
2. フローボリュームカーブ（強制呼出曲線を含む） **100点**
3. 機能的残気量測定 **140点**
4. 呼気ガス分析 **100点**
5. 左右別肺機能検査 **1,010点**

・換気力学的検査
1. 呼吸抵抗測定
（イ）広域周波オシレーション法を用いた場合 **150点**
（ロ）その他の場合 **60点**
2. コンプライアンス測定、気道抵抗測定、肺粘性抵抗測定、１回呼吸法による吸気分布検査 **135点**

・肺内ガス分布
1. 指標ガス洗い出し検査 **135点**
2. クロージングボリューム測定 **135点**

・肺胞機能検査
1. 肺拡散能力検査 **180点**

2. 死腔量測定、肺内シャント検査　**135点**

・**基礎代謝測定**　**85点**

★呼吸機能検査等判断料　**140点**

注）判断料は、実施した検査の種類や回数にかかわらず月１回に限り算定する。

〔実施料のみ算定、逓減制あり〕

・**心電図検査（EKG、ECG）**

1. 四肢単極誘導及び胸部誘導を含む最低12誘導
（EKG12またはECG12）　**130点**
2. ベクトル心電図、体表ヒス束心電図　**150点**
3. 携帯型発作時心電図記憶伝達装置使用心電図検査　**150点**
4. 加算平均心電図による心室遅延電位測定　**200点**
5. その他（６誘導以上）（EKG6またはECG6等）　**90点**

注）当該保険医療機関以外の医療機関で描写した心電図について診断を行なった場合は、１回につき**70点**とする。

・**負荷心電図検査**

1. 四肢単極誘導及び胸部誘導を含む最低12誘導
（EKG12フカまたはECG12フカ）　**380点**
2. その他（6誘導以上）
（EKG6フカまたはECG6フカ等）　**190点**

注)・当該保険医療機関以外の医療機関で描写した負荷心電図について診断を行なった場合は、１回につき**70点**とする。
・同一日に行なった心電図検査の費用は、当該検査の所定点数に含まれる。

・**ホルター型心電図検査（解析料を含む）**

1. 30分またはその端数を増すごとに　**90点**
2. ８時間を超えた場合　**1,750点**

・**体表面心電図、心外膜興奮伝播図**　**1,500点**

・**植込型心電図検査**（30分またはその端数を増すごとに）　**90点**

・**T波オルタナンス検査**　**1,100点**

・トレッドミルによる負荷心肺機能検査、サイクルエルゴメーターによる心肺機能検査　**1,600点**

注）同じ日に行なったスパイログラフィー等検査または心電図検査の費用は、当該検査の所定点数に含まれる。

・連続呼気ガス分析加算　**520点**

・喘息運動負荷試験　**800点**
・時間内歩行試験　**200点**
・リアルタイム解析型心電図　**600点**
・携帯型発作時心電図記録計使用心電図検査　**500点**

【ココに注意！】
・心電図検査は、患者に苦痛を与えず実施できることから、循環器系では多く行なわれる検査です。心筋細胞の興奮と収縮時に生じる電気的な活動を、体の表面から記録します。
以下に示す項目等が、検査で調べられます。
・心筋の異常（心筋梗塞、狭心症、心筋症など）
・不整脈
・高血圧をともなう心臓肥大
・心臓病投与薬剤の効果及び副作用　など
・心音図検査とは、心臓の心音、心雑音の検査です。
心臓が収縮したり、拡張したりしたときに生じる心音や心雑音を、胸部に装着された高性能マイクが記録します。検査を行なうことで、以下に示すような効果が期待できます。
・心音図を聴診所見と比較することによる客観的な診断
・心音、心雑音の記録
・複雑な変化を示す心音、心雑音の正確かつ細部の分析
・心疾患の重症度の判定　など

呼吸循環機能検査では、特に心電図検査が多く行なわれます。心電図検査は次のような疾患に対して行なわれます。
・心電図検査…………………不整脈、心疾患等
・負荷心電図検査……………労作性狭心症、心筋梗塞等
・ホルター型心電図検査……不整脈、狭心症等

●超音波検査等
超音波の反射を分析することで、体内の臓器の状況を観察する検査です。放射線を使用しないため人体への影響がなく、妊婦に対して胎児の発育状況等を観察される場合にも実施されます。

〔実施料のみ算定、逓減制あり〕

・超音波検査（記録に要する費用を含む）

1. Aモード法　**150点**

2. 断層撮影法（心臓超音波検査を除く）

イ　訪問診療時に行った場合　**400点**

※月１回に限り算定

ロ　その他の場合

（1）胸腹部　**530点**

（2）下肢血管　**450点**

（3）その他（頭頸部、四肢、体表、末梢血管等）　**350点**

注）

・断層撮影法についてパルスドプラ法を行なった場合は所定点数に**150点**を加算します。

・断層撮影法及び心臓超音波検査について、造影剤を使用した場合は所定点数に**180点**を加算します。

・造影剤注入手技及び麻酔料（マスク又は気管内押管による閉鎖循環式全身麻酔を除く）は加算点数に含まれます。

3. 心臓超音波検査（心エコー）

（イ）経胸壁心エコー法　**880点**

（ロ）Mモード法　**500点**

（ハ）経食道心エコー法　**1,500点**

（ニ）胎児心エコー法　（要届出 月1回）　**300点**

（ホ）負荷心エコー法　**2,010点**

注）

・心臓超音波検査に伴って、同時に記録した心電図、心音図、脈波図および心機図の検査の費用は、所定点数に含まれます。

・造影剤を使用した場合は、所定点数に**180点**を加算する。

・(ニ）の検査に伴って診断を行なった場合は、**1,000点**を加算します。

4. ドプラ法（1日につき）

（イ）胎児心音観察、末梢血管血行動態検査　**20点**

（ロ）脳動脈血流速度連続測定　**150点**

（ハ）脳動脈血流速度マッピング法　**400点**

注）

・ロとハを併せて行なった場合は、主たるものの所定点数のみの算定となります。
・ロについて、微小栓子シグナル(HITS／MES)の検出を行なった場合**150点**を加算します。

5. 血管内超音波法　　**4,290点**

・肝硬度測定　　**200点**

・超音波エラストグラフィー　　**200点**

注）肝硬度測定を算定する患者については、超音波エラストグラフィーの費用は別に算定できません。

・サーモグラフィー検査(記録に要する費用を含む)　　**200点**

注）負荷検査を行なった場合、負荷の種類、回数にかかわらず**100点**を加算します。

・残尿測定検査

①超音波検査によるもの　　**55点**

②導尿によるもの　　**45点**

注）患者一人につき月２回までの算定となる。

〔実施料のみ算定〕

・骨塩定量検査

1. DEXA法による腰椎撮影　　**360点**
   大腿骨同時撮影加算　　**90点**
2. MD法、SEXA法等　　**140点**
3. 超音波法　　**80点**

注）検査の種類にかかわらず４月に１回を限度として算定。骨粗鬆症の診断及びその経過観察の際に実施。

超音波検査は下記疾患に対して行なわれます。
・断層撮影法……肺疾患、胆嚢結石症など胆のう疾患、膵炎、酔眼、腎結石、膀胱癌等
・心臓超音波検査……心臓弁膜症、先天性心疾患等
・骨塩定量検査……骨粗鬆症
・脳波検査等

脳波検査は、てんかん・意識障害・認知症・頭部外傷等の脳機能状態を目的として行なわれる検査です。判断料も算定することができますので注意しましょう。

●脳波検査等

〔実施料＋判断料を算定〕

◎脳波検査（EEG）

（過呼吸、光及び音刺激による負荷検査を含む）　**720点**

注）

・８誘導以上の記録を行なった場合に算定する。

・睡眠賦活検査または薬物賦活検査を行なった場合、賦活検査の種類にかかわらず**250点**を加算します。

・他の医療機関で描写した脳波について診断を行なった場合は、１回につき**70点**を算定します。

◎光トポグラフィー

１. 脳外科手術の術前検査に使用するもの　**670点**

２. 抑うつ症状の鑑別診断の補助に使用するもの

イ. 地域の精神科救急医療体制を確保するために必要な協力等を行なっている精神保健指定医による場合　**400点**

ロ. イ以外の場合　**200点**

注）施設基準に適合していない医療機関は**100分の80**にて算定。

★脳波検査判断料１（要届出）　**350点**

脳波検査判断料２　**180点**

注）

・実施した脳波検査の種類又は回数にかかわらず、月１回の算定となる。

・１については、別に厚生労働大臣が定める施設基準に適合しているものとして地方厚生局長等に届け出た保険医療機関において行なわれる場合に算定します。

【内視鏡検査の算定のポイント】

緊急のために休日に内視鏡検査を行なった場合またはその開始時間が保険医療機関の表示する診療時間以外の時間（外来のみ）、もしくは深夜である内視鏡検査（区分番号Ｄ３２４及びＤ３２５に掲げるものを除く）を行なった場合において、当該内視鏡検査の費用は、次に掲げる点数を、それぞれ所定点数に加算した点数により算定します。

・時間外加算（外来のみ） **所定点数× 100分の40**
・休日加算 **所定点数× 100分の80**
・深夜加算 **所定点数× 100分の80**
・時間外加算（時間外特例医療機関） **所定点数× 100分の40**

●内視鏡検査の算定
〔実施料のみ算定、逓減制あり〕

関節鏡検査（片側） **760点**
喉頭ファイバースコピー（EF-喉頭） **600点**
気管支ファイバースコピー（EF-ブロンコ、EF-気管支） **2,500点**
注）気管支肺胞洗浄法検査を同時に行なった場合は、**200点**を加算します。
食道ファイバースコピー（EF-食道） **800点**
注）
・粘膜点墨法を行なった場合は、**60点**を加算します。
・狭帯域光による観察を行なった場合には、狭帯域光強調加算として**200点**を加算します。
胃・十二指腸ファイバースコピー（EF-胃・十二指腸） **1,140点**
注）
・胆管・膵管造影法を行なった場合は**600点**を加算します。
・粘膜点墨法を行なった場合は、**60点**を加算します。
・胆管・膵管鏡を用いて行なった場合は、**2,800点**を加算します。
・狭帯域光による観察を行なった場合には、狭帯域光強調加算として**200点**を加算します。
胆道ファイバースコピー（EF-胆道） **4,000点**
小腸内視鏡検査
1.バルーン内視鏡によるもの **6,800点**
2.カプセル型内視鏡によるもの **1,700点**
3.その他のもの **1,700点**
注）
・４については粘膜点墨法を行なった場合は、**60点**を加算します。
・２種類以上行なった場合は、主たるもののみ算定します。
直腸ファイバースコピー（EF-直腸） **550点**

注）粘膜点墨法を行なった場合は**60点**を加算します。

大腸内視鏡検査

1. ファイバースコピーによるもの

イ　S状結腸　**900点**

ロ　下行結腸及び横行結腸　**1,350点**

ハ　上行結腸及び盲腸　**1,550点**

2. カプセル型内視鏡によるもの　**1,550点**

注）

・粘膜点墨法を行なった場合は**60点**を加算します。

・拡大内視鏡を用いて狭帯域光による観察を行なった場合には、狭帯域光強調加算として**200点**を加算します。

・逓減算定においてイ～ハは同一の検査として扱う。

腹腔ファイバースコピー（EF-腹腔）　**2,160点**

膀胱尿道ファイバースコピー（EF-膀胱尿道）　**950点**

注）狭帯域光による観察を行なった場合には、狭帯域光強調加算として**200点**を加算します。

膀胱尿道鏡検査　**890点**

注）狭帯域光による観察を行なった場合には、狭帯域光強調加算として**200点**を加算します。

尿管カテーテル法（ファイバースコープによるもの）（膀胱尿道ファイバースコピー及び膀胱尿道鏡検査を含む）（両側）　**1,200点**

ヒステロスコピー（E-ヒステロ）　**620点**

コルポスコピー（E-コルポ）　**210点**

子宮ファイバースコピー（EF-子宮）　**800点**

以上で生体検査の解説を終了します。最後に練習問題で算定の確認をしておきましょう。

挑戦してみよう！　検査料 練習問題　※答えは 191 ページに！

練習問題を解き、理解を深めていきましょう。問題は、実際の診療報酬明細書に記載する形になっていますので、記載要領と合わせて理解していきましょう。

【問題 1】

検尿　蛋白　糖　ウロビリノゲン

※院内検査で定性半定量検査として実施

50手術	手術・麻酔	回		
	薬剤			
60検査	検査	回		
	薬剤			
70画像	画像診断	回		
	薬剤			

【問題 2】

検尿　比重　ビリルビン　潜血　沈渣（鏡検法）

※院内で実施、月の初回の尿・糞便検査

50手術	手術・麻酔	回		
	薬剤			
60検査	検査	回		
	薬剤			
70画像	画像診断	回		
	薬剤			

【問題 3】

検血　末梢血液一般　静脈採血

※当月初回、5歳の患者

50手術	手術・麻酔	回		
	薬剤			
60検査	検査	回		
	薬剤			
70画像	画像診断	回		
	薬剤			

【検査料・練習問題の参考データ】

診療報酬明細書＝レセプトの記載要領

ケ「検査・病理」欄について

（ア）名称（検査・病理診断名）、回数及び点数を記載すること。所定点数の100分の90に相当する点数により算定する場合は、検査名の右に減と表示し、他と分けて記載すること。検査に当たって薬剤を使用した場合は、薬剤の項に点数を記載し、薬名及び使用量については「摘要」欄に記載すること。また、特定保険医療材料を使用した場合は、クの(イ)の例により「摘要」欄に記載すること。

（イ）時間外緊急院内検査加算を算定した場合には、加算点数として得た点数を「点数」欄に記載し、「摘要」欄に名称を記載すること。また、特殊染色加算、嫌気性培養加算、血管内超音波加算、血管内光断層撮影加算、冠動脈血流予備能測定検査加算、血管内視鏡検査加算、心腔内超音波検査加算、超音波内視鏡検査加算、大腿骨同時撮影加算、広角眼底撮影加算、狭帯域光強調加算、粘膜点墨法加算、ガイドシース加算又はCT透視下気管支鏡検査加算を算定した場合は、それぞれ名称及び当該加算を加算した点数を記載すること。

（ウ）外来迅速検体検査加算を算定した場合は、当該加算を加算した点数を「点数」欄に記載するとともに、「摘要」欄に名称を記載すること。また、外来診療料を算定した場合であって、当該診療料に包括される検査のみに対して当該加算を算定した場合は、加算点数のみを「点数」欄に記載するとともに、「摘要」欄に名称を記載すること。

（エ）検体検査判断料、病理診断料又は病理判断料を算定した場合には、判断料等の区分名、名称及び所定点数を「点数」欄に記載すること。また、生体検査料の各判断料を算定した場合は、検体検査判断料と同様に記載すること。

（オ）出血・凝固検査、血液化学検査、内分泌学的検査、腫瘍マーカーに掲げる検査（「制限回数を超えて行なう診療」に係るものを除く。）、肝炎ウイルス関連検査又は自己抗体検査（これらの所定点数を準用する場合を含む。）をそれぞれ多項目の包括の規定を適用して算定した場合であっても、回数と点数を「点数」欄に記載し、「摘要」欄にそれらの検査名又は略称を他の検査と区別して記載すること。これらの所定点数を準用する場合は、準用した旨を記載し、当該項目数を内訳として示すこと。例えば尿と血液を用いてそれぞれ生化学的検査（I）に掲げる項目について検査を行なった場合は、判断料については「判生I」と表示し、「摘要」欄に項目名、項目数を尿を用いて行なった検査、血液を用いて行なった検査に分けて記載し、合計項目数も記載すること。

（カ）基本的検体検査実施料を算定した場合は、名称を記載し、入院日数（外泊期間を除く。）及び点数を次の例により「点数」欄に記載すること。

〔記載例〕

基検　（15日）2,100
判　　基　　　604

（キ）検体検査管理加算（I）、（II）、（III）又は（IV）を算定した場合は、当該加算を加算した点数を記載し、「摘要」欄に名称を記載すること。また、遺伝カウンセリング加算、骨髄像診断加算又は国際標準検査管理加算を算定した場合は、当該加算を加算した点数を記載し、「摘要」欄に名称を記載すること。

（ク）免疫染色（免疫抗体法）病理組織標本作製について、確定診断のために4種類以上の抗体を用いた免疫染色が必要な患者に対して、標本作製を実施した場合に、「摘要」欄に名称を記載すること。

（ケ）病理診断管理加算1又は2を算定した場合は、当該加算を加算した点数を記載し、「摘要」欄に名称を記載すること。

検査料 練習問題解答

【問題1】

尿中一般物質定性半定量検査　　26点
※判断料、採取料は算定不可

区分	項目	回数		点数	区分	摘要	点数×回数
50 手術	手術・麻酔		回		(60)	*U-検	26×1
	薬剤						
60 検査	検査	1	回	26			
	薬剤						
70 画像	画像診断		回				
	薬剤						

【問題2】

尿中一般物質定性半定量検査　　26点
尿沈渣(鏡検法)　　27点
尿・糞便等検査判断料　　34点

区分	項目	回数		点数	区分	摘要	点数×回数
50 手術	手術・麻酔		回		(60)	*U-検、沈（鏡検法）	53×1
						* 判尿	34×1
	薬剤						
60 検査	検査	2	回	87			
	薬剤						
70 画像	画像診断		回				
	薬剤						

【問題3】

末梢血液一般　　21点　　年齢6歳未満
静脈採血　　35点＋乳幼児加算　25点　＝　60点
血液学的検査判断料　　125点

区分	項目	回数		点数	区分	摘要	点数×回数
50 手術	手術・麻酔		回		(60)	*B-末梢血液一般	21×1
						*B-V	60×1
	薬剤					* 判血	125×1
60 検査	検査	3	回	206			
	薬剤						
70 画像	画像診断		回				
	薬剤						

6 【画像診断】画像診断料の算定の基礎知識

【画像診断（レセプト区分70）の算定のポイント】

画像診断とは、いわゆるレントゲン撮影やCT、MRIになります。画像診断においても、検査と同様に病気の診断等に用いられる関係上、疑い病名に対して実施された場合でも、診療報酬を算定することができます。

昨今では、従来のように写真をフィルムに現像して読影を行なう場合は減少し、デジタル撮影によりパソコン上で読影を行なうケースが増加しています。この関係で、フィルム料は算定せず、加算として算定することになります。画像診断を理解するためには、撮影方法と撮影回数をカルテから読み取ることがポイントになります。次ページに算定方法を記載しますので参照してください。

画像診断料　点数一覧（抜粋）-①

画像診断の費用は、

撮影料　＋　診断料　＋　フィルム料で算定する。

＊時間外緊急院内画像診断加算・・・・・・・・・・・・・・・・・110点（1日につき）

【エックス線診断料】（診断料＋撮影料）

			方法	1	2	3	4	5	6
単純	頭部・胸部・腹部または脊椎 A（85）＋（60） D（85）＋（68）	6歳以上	アナログ	145点	218点	290点	363点	435点	6回目以降フィルム料のみ算定
			デジタル	153点	230点	306点	383点	459点	
		3歳以上6歳未満	アナログ	163点	245点	326点	408点	489点	
			デジタル	173点	261点	347点	434点	520点	
		3未満新生児除	アナログ	175点	263点	350点	438点	525点	
			デジタル	187点	281点	374点	468点	561点	
		新生児	アナログ	193点	290点	386点	483点	579点	
			デジタル	207点	312点	415点	519点	622点	
	四肢・指趾 A（43）＋（60） D（43）＋（68）	6歳以上	アナログ	103点	155点	206点	258点	309点	
			デジタル	111点	167点	222点	278点	333点	
		3歳以上6歳未満	アナログ	121点	182点	242点	303点	363点	
			デジタル	131点	198点	263点	329点	394点	
		3未満新生児除	アナログ	133点	200点	266点	333点	399点	
			デジタル	145点	218点	290点	363点	435点	
		新生児	アナログ	151点	227点	302点	378点	453点	
			デジタル	165点	249点	331点	414点	496点	
特殊	スポット・トモなど一連につき（96）＋（260）		アナログ	単独・・・・356点　同一部位に他方法と同時併用・・・・308点					
	スポット・トモなど一連につき（96）＋（270）		デジタル	単独・・・・366点　同一部位に他方法と同時併用・・・・318点					
造影剤使用	消化管・その他の部位（72）＋（144）＊		アナログ	216点	324点	432点	540点	648点	6回目以降フィルム料のみ算定
	消化管・その他の部位（72）＋（154）＊		デジタル	226点	339点	452点	565点	678点	
	脳脊髄腔（72）＋（292）		アナログ	364点	546点	728点	910点	1,092点	
	脳脊髄腔（72）＋（302）		デジタル	374点	561点	748点	935点	1,122点	

透視診断（X-D）・・・・・・・・・・・・・・・・・・・・・・・・・・・・・110点

＊消化管とは　　→食道・胃・十二指腸・小腸・大腸・直腸

＊その他の部位とは→胆嚢・腎臓・腎盂・リンパ管・子宮・膀胱・卵管・肝臓など

		方法	
乳房	一連につき（306）＋（192）	アナログ	単独・・・・498点　同一部位に他方法と同時併用・・・・345点
	一連につき（306）＋（202）	デジタル	単独・・・・508点　同一部位に他方法と同時併用・・・・355点

画像診断料　点数一覧（抜粋）-②

区分	撮影	点数	備考
電子画像管理加算	単純撮影	57 点	＊同一の部位につき、同時に 2 種類以上の撮影方法を使用した場合は一連の撮影とみなし、主たる撮影の点数のみ算定する ＊フィルム料の算定はできません
	特殊撮影	58 点	
	造影剤使用撮影	66 点	
	乳房撮影	54 点	
	コンピューター断層撮影（CT）	120 点	＊フィルム料の算定はできません
	磁器共鳴コンピューター断層撮影（MRI）		

【一般用フィルム料】（購入価格 ÷ 10　＊1 点未満四捨五入）

種類＼枚数		1	2	3	4	5	6	
半切	124 円	120 円	240 円	360円	480円	600 円	720円	7 枚目以降省略
大角	118 円	115 円	230 円	345円	460円	575円	690円	
大四ツ切	83 円	76円	152円	228円	304円	380円	456円	
四ツ切	64 円	62 円	124 円	186円	248円	310 円	372円	
六ツ切	52 円	48円	96円	144円	192円	240 円	288円	
八ツ切	49 円	46円	92 円	138円	184円	230円	276円	
カビネ	38 円	38 円	76 円	114 円	152 円	190 円	228 円	
＊乳幼児（6歳未満）の胸・腹部単純撮影に限り、フィルム料×1.1倍								

【画像記録用フィルム料】（購入価格 ÷ 10　＊1 点未満四捨五入）

種類＼枚数		1	2	3	4	5	6	
半切	226 円	226 円	452 円	678 円	904 円	1130 円	1356 円	7 枚目以降省略
大角	188 円	188 円	376 円	564 円	752 円	940 円	1128 円	
大四ツ切	187 円	187 円	374 円	561 円	748 円	935 円	1122 円	
B 4	150 円	150 円	300 円	450 円	600 円	750 円	900 円	
四ツ切	135 円	135 円	270 円	405 円	540 円	675 円	810 円	
六ツ切	120 円	119 円	238 円	357 円	476 円	595 円	714 円	
24cm×30cm	145 円	145 円	290 円	435 円	580 円	725 円	870 円	
＊乳幼児（6歳未満）の胸・腹部単純撮影に限り、フィルム料×1.1倍								

【マンモグラフィー用フィルム料】

種類＼枚数		1	2	3	4	5	6	
24cm×30cm	135 円	135 円	270円	405円	540円	675円	810円	7 枚目以降省略
20.3cm×25.4cm	135 円	135 円	270円	405円	540円	675円	810円	
18cm×24cm	125 円	125 円	250円	375円	500円	625円	750円	

画像診断料　点数一覧（抜粋）-③

【コンピューター断層撮影診断料】

	コンピューター断層撮影（CT）					磁気共鳴コンピューター断層撮影（MRI）		
	CT撮影				脳槽CT撮影（造影を含む）	磁気共鳴コンピューター断層撮影（MRI）		
撮影料	イ)64列以上のマルチスライス型の機器	ロ)16列以上64列未満のマルチスライス型の機器	ハ）4列以上16列未満のマルチスライス型の機器	ニ)イ、ロ又はハ以外の場合	造影	1）3テスラ以上の機器	2）1.5テスラ以上3テスラ未満の機器	3）1又は2以外の場合
	(1) 共同利用施設 1,020点	900点	750点	560点	2,300点	(イ) 共同利用施設 1,620点	1,330点	900点
	(2)その他 1,000点					(ロ)その他 1,600点		
造影剤使用加算	500点（造影剤注入手技料含む）				—	250点（造影剤注入手技料含む）		
冠動脈CT撮影加算	600点				—	—		
大腸CT撮影加算	620点	500点	—	—	—	—		
外傷全身CT加算	全身外傷に対してCT撮影を行った場合800点				—	—		
心臓MRI撮影加算	—				—	400点		
乳房MRI撮影加算	—				—	100点		
乳幼児加算	新生児 … 所定点数×100分の80 3歳未満（新生児を除く）… 所定点数×100分の50 3歳以上6歳未満 … 所定点数×100分の30				（※頭部外傷の場合は、新生児 $\frac{85}{100}$、3歳未満 $\frac{55}{100}$、3歳以上6歳未満 $\frac{35}{100}$）			
コンピューター断層診断	450点　種類・回数にかかわらず　月1回限り							

＊CTとMRIを同一月に2回以上行った場合は、2回目以降は100分の80で算定する
＊撮影した画像を電子化して管理及び保存した場合一連の撮影につき1回限り120点加算します。
（但しこの場合フィルム料の費用は算定できません）
＊全身MRI加算（※要届出）600点

【他の医療機関で撮影したフィルムの診断料】

単純撮影	躯幹	85点	撮影部位及び撮影方法別に診断料を1回算定
	その他	43点	
特殊撮影	96点		
造影剤使用撮影	72点		
乳房撮影	306点		
コンピュータ断層撮影	450点		コンピューター断層診断料を算定（初診時に限る）

【画像診断管理加算】

画像診断管理加算1	月1回	70点	写真診断、基本的エックス線診断料、核医学診断、コンピューター断層診断を実施した場合
画像診断管理加算2	月1回	180点	核医学診断及びコンピューター断層診断を実施した場合
画像診断管理加算3	月1回	300点	核医学診断及びコンピューター断層診断を実施した場合

7 画像診断にはどんな種類があるの？

エックス線を身体に照射し、放射線の物質透過力を利用してフィルムや画像に映し出し検査と同様に疾病の診断を行ないます。画像診断には次のようなものがあります。

◉エックス線診断の種類

1　透視診断（X-D）

身体の内部をフィルムを使わず直接蛍光板に映して診断を行なう方法です。

2　写真診断（X-P）

①単純撮影……フィルムに撮影して診断を行なう方法です。骨折等の場合や胸部等の撮影に使われます（被写体に対し特別な処置も装置も使用しないで、人体各部のエックス線減弱率のみに依存する方法）。

②特殊撮影……特殊レントゲン装置を用いて行なわれます。トモグラフ（断層撮影）、スポット（狙撃撮影）などがあります（普通のエックス線装置を特別な条件や操作、器具で使用する方法や特殊目的のために考案された装置で撮影する方法）。

③造影剤使用撮影……臓器等を撮影する際に画像の濃淡を鮮明にするためエックス線の透過を抑える造影剤を使用します（臓器の周辺あるいは内部にエックス線減弱係数の差の大きい造影剤を導入し、その陰影によって、目的とする臓器の検査を行なう方法）。

④ 乳房撮影……乳房のエックス線撮影のことでマンモグラフィーともいいます。

◉核医学診断って何？

1　シンチグラム（画像を伴うもの）

体内に投与した放射線同位体から放出される放射線をシンチカメラ等で検出し、その分布を画像化します。

2　シングルホトンエミッションコンピューター断層撮影

「スペクト」とも呼ばれ、ガンマカメラが体の周りを回転し体内に投与した放射線同位体が発する放射線を測定しコピューター処理で断層像を描画します。

3　ポジトロン断層撮影

「PET検査」と呼ばれ、陽電子という微量の放射線を放出する薬剤を体内に投与し全身を循環して悪性腫瘍等の病巣に集まる様子を専用のPETカメラで撮影します。

◉コンピューター断層撮影診断

1　コンピューター断層撮影（CT）

放射線を照射し人体への吸収率を検出し、その信号をコンピューター処理します。

2　非放射性キセノン脳血流動態検査

非放射線のガスを吸収しながらCT撮影して脳の血管の流れ（脳血流）を測定します。

3　磁気共鳴コンピューター断層撮影（MRI）

強力な磁石でできた筒の中に入り磁気の力を利用して体の臓器や血管を撮影する検査方法です。

【時間外緊急院内画像診断加算のポイント】

保険医療機関内において診療時間以外の時間、休日または深夜に外来患者に医師が緊急に画像診断を行なう必要性を認め、画像診断を行なった場合は、所定点数に対して、1日につき**110点**を加算することができます。入院患者に算定することはできませんが、時間外、休日または深夜に外来で受診し、画像診断の結果そのまま入院した場合（即日入院）は、算定することができます。

・時間外緊急院内画像診断加算　　**110点**

【画像診断管理加算１のポイント】

別に厚生労働大臣が定める施設基準に適合しているものとして地方厚生局長等に届け出た保険医療機関において画像診断を専ら担当する常勤の医師(※)が、画像診断を行ない、その結果を主治医に文書により報告した場合に算定することができます。エックス線診断料（単純撮影･特殊撮影･造影剤使用撮影･乳房撮影）、基本的エックス線診断、核医学診断、コンピューター断層診断（CT・MRI）ごとに月１回に限り算定することができます。
・画像診断管理加算１（要届出　月１回）　　**70点**

【画像診断管理加算2・3のポイント】

別に厚生労働大臣が定める施設基準に適合しているものとして、地方厚生局長等に届け出た保険医療機関において画像診断を専ら担当する常勤の医師(※)が、画像診断を行ない、その結果を主治医に文書により報告した場合に算定することができます。核医学診断、コンピューター断層診断（CT・MRI）ごとに月１回に限り算定することができます。

※画像診断を専ら担当する常勤の医師（専ら画像診断を担当した経験を10年以上有するもの又は当該療養について関係学会から示されている２年以上の所定の研修を修了し、その旨が登録されている医師に限る。）が１名以上配置されていること。なお、画像診断を専ら担当する医師とは、勤務時間の大部分において画像情報の撮影又は読影に携わっている者をいう。

・画像診断管理加算２（要届出　月１回）　　**180点**
・画像診断管理加算３（要届出　月１回）　　**300点**

【ココに注意！】

画像診断管理加算1・2・3は同一区分（エックス線診断料・核医学診断・コンピューター断層診断）において併せて算定することはできません。

●同一部位、同一方法の撮影の違い

同一部位とは、部位が一致するものと、腎と尿管、胸椎下部と腰椎上部のように、同一フィルム面に撮影可能な範囲をいいます。

同一方法とは、単純撮影、特殊撮影、造影剤使用撮影など、それぞれの撮影方法が同一なものをいいます（デジタル撮影、アナログ撮影は「同一の方法」）。

●部位が異なる場合の算定

エックス線写真診断では、撮影部位ごとにそれぞれ算定します。

●対称器官または対称部位の撮影

耳・肘・膝などの対称器官、または対称部位の健側を患側の対照として撮影する場合は、撮影料、診断料とも同一部位の同時撮影を行なったものと同じ扱いとします。

（例１）変形性膝関節症（右膝）の患者さんに両膝単純X-P（アナログ撮影）四つ切２枚使用の場合

右膝（患側）と左膝（健側）を見比べるために両膝の撮影をしますので一連の撮影となります。両膝の診断料＋撮影料（155点）と四つ切フィルム料２枚（13点）＝168点を算定します。

（例２）変形性膝関節症(両膝)の患者さんに両膝単純X-P（アナログ撮影）四つ切２枚使用の場合

右膝、左膝共に治療の対象となりますのでそれぞれの部位ごとに撮影します。
右膝の診断料＋撮影料（103点）と四つ切フィルム料１枚（６点）＝109点
左膝の診断料＋撮影料（103点）と四つ切フィルム料１枚（６点）＝109点
合計218点を算定します。

●方向と分画

「～方向（R）」というのは撮影方向（正面・側面等）のことです。「～分画（分割）」というのは、１枚のフィルムを２つまたは４つに分けて撮影することであり、この場合のフィルムは１枚使用でも、撮影回数は２回または４回となります。

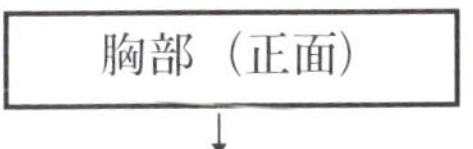

フィルム枚数１枚、撮影回数１回

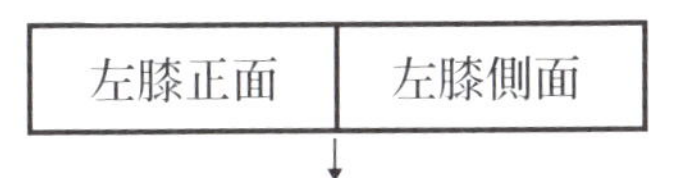

フィルム枚数１枚、撮影回数２回

＊１枚のフィルムを分画して使用し２回撮影する場合、片側の撮影時にはフィルムの半分を放射線が照射されないように塞ぎ撮影します。

通常の撮影では、フィルム枚数=撮影回数となりますが、方向や分画されている場合は上記のようにフィルム枚数と撮影回数が一致しませんので注意してください。

（例）右足単純X - P（アナログ撮影）（六×1）２方向
右足の診断料＋撮影料（155点）と六つ切フィルム料1枚（５点）＝160点

8　診断料・撮影料の算定方法

【単純撮影・造影剤使用撮影の算定のポイント】

同時に同一部位を同一方法により撮影を行なった場合、（特殊撮影、乳房撮影除く）２回目（２枚目）から５回目（５枚目）までは、診断料、撮影料とも所定点数の２分の１で算定します。６回目（６枚目）からは撮影料および診断料は算定することはできません。フィルム料のみの算定となります。

〈見分け方〉

単純撮影は、撮影部位の後にX‐P（エックス線撮影の略）とフィルムの大きさ及び枚数または単純と記載があります。

（例）胸部X‐P（大角×１）または　胸部単純X‐P大角１枚

造影剤使用撮影は、単純撮影の記載内容に使用した造影剤の薬剤名が記載されているので容易に判断できます。

（例）大腸X‐P（６F×３）、X‐D、バリトップゾル 200mL

【特殊撮影の算定のポイント】

診断料・撮影料は撮影枚数にかかわらず「一連につき」１回の特殊撮影の所定点数となります。

フィルム料は使用した枚数を算定します。

・単独で特殊撮影を行なう場合（アナログ撮影の場合）

診断料96点　＋　撮影料260点　＝　356点

・他の撮影（単純撮影・造影剤使用撮影等）と併せて行なう場合（アナログ撮影の場合）

診断料のみが２分の１の算定になる。（特殊撮影の場合）

診断料48点　＋　撮影料260点　＝　308点

〈見分け方〉

特殊撮影とは、重複撮影（ポリゾ）、パントモグラフィー、断層撮影（トモ）、狙撃撮影（スポット）などをいいます。

（例）SP（６F×３）→狙撃撮影

　　　胸部断層X‐P（４F×２）

【乳房撮影の算定のポイント】

特殊撮影同様「一連につき」１回の乳房撮影の所定点数となります。フィルム料は使用した枚数を算定します。

・単独で乳房撮影を行なう場合（アナログ撮影の場合）

診断料306点　＋　撮影料192点　＝　498点

・他の撮影（単純撮影・造影剤使用撮影等）と併せて行なう場合（アナログ撮影）、診断料が２分の１の算定となります。（乳房撮影の場合）

診断料153点 ＋　撮影料192点　＝　345点

〈見分け方〉

乳房に圧迫を加え、特殊なX線を使用し、乳癌検診などに使われます。

（例）乳房X-P（マンモグラフィーF 24㎝×30㎝ １枚）

【ココに注意！】

＊上記の単純撮影、特殊撮影、造影剤使用撮影、乳房撮影のうち、２つの方法を同時に、同一部位に行なう場合は、１つ目の方法については通常の算定、２つ目の方法のうち診断料については**100分の50**で算定します。

【電子画像管理加算のポイント】

・電子画像管理加算（一連につき）

デジタル映像化処理を行なった場合は、単純撮影、特殊撮影、造影剤使用撮影、乳房撮影のそれぞれの撮影料の所定点数に次の点数を加算します。

（イ）単純撮影の場合　**57点**

（ロ）特殊撮影の場合　**58点**

（ハ）造影剤使用撮影の場合　**66点**

（ニ）乳房撮影の場合　**54点**

＊電子画像管理加算を算定した場合、フィルム料は算定できません。

9 コンピューター断層撮影の算定の基礎知識

【コンピューター断層撮影の算定のポイント】

コンピューター断層撮影は、人体に細かいビーム状のエックス線を照射することにより、人体の断層面の画像、また、体内にある水素の磁気的性質を利用して、体内の様子を探ることができます。通常の写真診断よりも鮮明で的確に情報を表示することができます。

●コンピューター断層診断　450点

＊実施したコンピューター断層撮影の種類や回数にかかわらず、月１回算定できます。

●コンピューター断層撮影（CT）（一連につき）

1. CT撮影

　イ　64列以上のマルチスライス型の機器

　　(1)共同利用施設の場合　**1,020点**

　　(2)その他の場合　**1,000点**

　ロ　16列以上64列未満マルチスライス型の機器による場合　**900点**

　ハ　4列以上16列未満マルチスライス型の機器による場合　**750点**

　ニ　イ、ロ又はハ以外の場合　**560点**

注)

・造影剤（経口造影剤を除く）を使用した場合は、所定点数に**500点**を加算します。ただし造影剤注入手技料及び麻酔料（閉鎖循環式麻酔を除く）は加算点数に含まれます。

・CT撮影のイ、ロ及びハについては、別に厚生労働大臣が定める施設基準に適合するものとして地方厚生局長等に届け出た保険医療機関において行なわれる場合に限り算定します。

・イ又はロについて、別に厚生労働大臣が定める施設基準に適合しているものとして地方厚生局長等に届け出た保険医療機関において、大腸CT撮影（炭酸ガス等の注入を含む）を行なった場合は、大腸CT撮影加算としてそれぞれ**620点**又は**500点**を所定点数に加算します。この場合において、造影剤注入手技料及び麻酔料（マスク又は気管挿管による閉鎖循環式全身麻酔を除く）は、所定点数に含まれるものとします。

・イの(1)については、別に厚生労働大臣が定める施設基準に適合しているものとして地方厚生局長等に届け出た保険医療機関において行なわれる場合又は診断撮影機器での撮影を目的として別の保険医療機関に依頼し行なわれる場合に限り算定します。

冠動脈CT撮影加算　**600点**

外傷全身CT加算　**800点**

2. 脳槽CT撮影（造影を含む）　**2,300点**

＊造影剤注入手技料及び麻酔料（閉鎖循環式麻酔は除く）は、所定点数に含まれます。

注）

・上記１、２の撮影のうち同時に複数行なった場合は、主たる撮影の所定点数のみを算定します。

・新生児、３歳未満の乳幼児（新生児を除く）又は３歳以上６歳未満の幼児に対して撮影を行なった場合は、所定点数にそれぞれの所定点数の**100分の80**、**100分の50**又は**100分の30**に相当する点数を加算します。

●磁気共鳴コンピューター断層撮影（MRI）（一連につき）

1. 3テスラ以上の機器

(イ)共同利用施設の場合　**1,620点**

(ロ)その他の場合　**1,600点**

2. 1.5テスラ以上3テスラ未満の機器による場合　**1,330点**

3. 1又は2以外の場合　**900点**

注）

・造影剤（経口造影剤を除く）を使用した場合は、所定点数に**250点**を加算します。ただし造影剤注入手技料及び麻酔料（閉鎖循環式麻酔を除く）は加算点数に含まれます。

・MRI撮影の１又は２については、別に厚生労働大臣が定める施設基準に適合するものとして地方厚生局長等に届け出た医療機関において行なわれる場合に限り算定します。

・同時に複数行なった場合は、主たる撮影の所定点数のみを算定します。
・新生児、３歳未満の乳幼児（新生児を除く）又は３歳以上６歳未満の幼児に対して撮影を行なった場合は、所定点数にそれぞれの所定点数の**100分の80**、**100分の50**又は**100分の30**に相当する点数を加算します。

●月に２回以上、CTやMRIを実施した場合の取り扱い

コンピューター断層撮影と磁気共鳴コンピューター断層撮影を同じ月に行なった場合は、２回目以降の断層撮影については、所定点数の**100分の80**にて算定します。

撮影した画像を電子化して管理及び保存した場合一連の撮影につき１回限り**120点**加算します（ただしこの場合フィルムの費用は算定できません）。

■略語一覧

〈略　語〉	
X-Ｒａｙ	Ｘ線
X-Ｐ	Ｘ線写真撮影
X-Ｄ	Ｘ線透視診断
ＡＧ（アンギオグラフィー）	血管造影、動脈撮影
ＣＴ	コンピューター断層撮影
ＭＲＩ	磁気共鳴コンピューター断層撮影
ＤＩＣ	点滴静注胆管・胆のう造影
ＤＩＰ	点滴静注腎盂造影
ＨＳＧ（ＨＹＳＴＥＲＯ）	子宮卵管造影
ＩＰ（ＩＶＰ）	経静脈性腎盂造影
ＩＶＣ	経静脈性胆管（胆のう）造影
ＭＹＥＬＯ（ミエロ、ミエログラフィー）	脳脊髄造影撮影
ＰＴＣ	経皮的肝胆道造影
ＲＰ	逆行性腎盂造影
ＳＰＯＴ（ＳＰ）	狙撃撮影（スポット撮影）
ＴＧ（ＴＯＭＯ）（トモ、トモグラフィー）	断層撮影
X・ＴＶ	Ｘ線テレビジョン
リンフォグラフィー	造影剤使用リンパ管造影
バリウム透視	消化管造影

挑戦してみよう！　特掲診療料・画像診断　練習問題　※答えは207ページに！

　練習問題を解き、理解を深めていきましょう。問題は、実際の診療報酬明細書に記載する形になっていますので、記載要領と合わせて理解していきましょう。

【問題1】

42歳の患者　胸部X-P（大角1枚）　アナログ撮影

60検査	検査	回		
	薬剤			
70画像	画像	回		
	薬剤			
80その他	処方せん	回		
	薬剤			

【問題2】

20歳の患者　腹部X-P（画像記録用フィルム4F×2）　デジタル撮影・画像を電子化して保存

60検査	検査	回		
	薬剤			
70画像	画像	回		
	薬剤			
80その他	処方せん	回		
	薬剤			

【問題3】

4歳の患者　腹部X-P（8F×1）　アナログ撮影

60検査	検査	回		
	薬剤			
70画像	画像	回		
	薬剤			
80その他	処方せん	回		
	薬剤			

【特掲診療料・画像診断の練習問題の参考データ】

診療報酬明細書＝レセプトの記載要領（特掲診療料・画像診断）

コ 「画像診断」欄について

（ア）画像診断の種類（撮影部位を含む。）、回数及び点数を記載すること。

（イ）時間外緊急院内画像診断加算を算定した場合は、加算点数として得た点数を「点数」欄に記載し、「摘要」欄に名称を記載すること。

（ウ）写真診断に係る場合は、写真の部位、種類、回数及び点数を記載すること。

（エ）電子画像管理加算（エックス線診断料、核医学診断料又はコンピューター断層撮影診断料）を算定した場合には、当該加算を加算した点数を記載し、「摘要」欄に名称を記載すること。

（オ）画像診断に当たって、特定保険医療材料を使用した場合は、クの(イ)の例により「摘要」欄に記載すること。

（カ）フィルムを使用した場合にあっては、フィルムの種類、枚数及び大きさを記載すること。

（サ）画像診断に当たって薬剤を使用した場合は、薬剤の項に点数を記載し、薬剤名及び使用量については「摘要」欄に記載すること。

（ク）基本的エックス線診断料を算定した場合は名称を記載し、入院日数（外泊期間を除く。）及び点数を次の例により「点数」欄に記載すること。

〔記載例〕

基エ　（１５日）　８２５

（ケ）写真診断、基本的エックス線診断、核医学診断又はコンピューター断層診断について、画像診断管理加算１を算定した場合は、当該加算を加算した点数を記載し、「摘要」欄に名称を記載すること。また、核医学診断又はコンピューター断層診断について、画像診断管理加算２又は３を算定した場合は、当該加算を加算した点数を記載し、「摘要」欄に名称を記載すること。

特掲診療料・画像診断 練習問題解答

【問題 1】

診断料　85点　　撮影料　60点　　フィルム料　12点　合計157点

60 検査	検　査		回		⑦⓪ ＊胸部単純X-P（アナログ）（大角×1）　157×1
	薬　剤				
70 画像	画　像	1	回	157	
	薬　剤				
80 その他	処方せん		回		
	薬　剤				

【問題 2】

診断料　128点　　撮影料　102点　　電子画像管理加算（単純撮影）　57点
合計287点

60 検査	検　査		回		⑦⓪ ＊腹部単純X-P（デジタル）（2回撮影）［電画］　287×1
	薬　剤				
70 画像	画　像	1	回	287	
	薬　剤				
80 その他	処方せん		回		
	薬　剤				

【問題 3】

診断料　85点　　撮影料　78点　　フィルム料　5点（49円×1.1倍）　　合計168点

60 検査	検　査		回		⑦⓪ ＊腹部単純X-P（アナログ）（8F×1枚）　168×1
	薬　剤				
70 画像	画　像	1	回	168	
	薬　剤				
80 その他	処方せん		回		
	薬　剤				

巻末練習問題

挑戦！
カルテを見て
診療報酬請求書（レセプト）を
作成してみよう！

練習問題・次の条件で診療録から診療報酬明細書を作ってみよう！

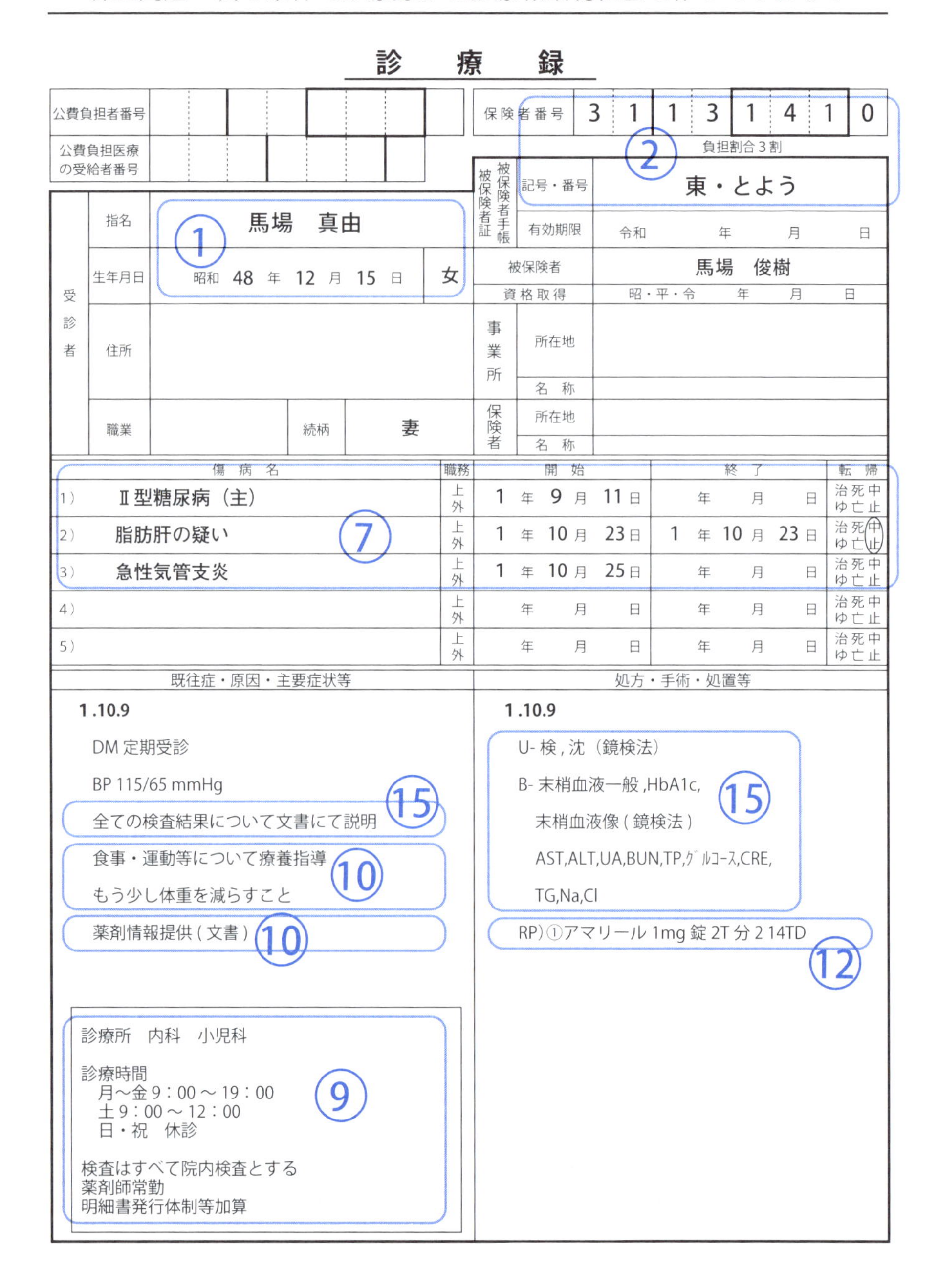

診　療　録

公費負担者番号		保険者番号	3 1 1 3 1 4 1 0
公費負担医療の受給者番号		負担割合	負担割合３割

受診者		被保険者証・被保険者手帳	
指名	馬場　真由	記号・番号	東・とよう
生年月日	昭和 48 年 12 月 15 日　女	有効期限	令和　年　月　日
		被保険者	馬場　俊樹
		資格取得	昭・平・令　年　月　日
住所		事業所 所在地	
		事業所 名称	
職業	続柄　妻	保険者 所在地	
		保険者 名称	

	傷病名	職務	開始	終了	転帰
1)	Ⅱ型糖尿病（主）	上・外	1 年 9 月 11 日	年　月　日	治・死・中・ゆ・亡・止
2)	脂肪肝の疑い	上・外	1 年 10 月 23 日	1 年 10 月 23 日	治・死・(中止)・ゆ・亡
3)	急性気管支炎	上・外	1 年 10 月 25 日	年　月　日	治・死・中・ゆ・亡・止
4)		上・外	年　月　日	年　月　日	治・死・中・ゆ・亡・止
5)		上・外	年　月　日	年　月　日	治・死・中・ゆ・亡・止

既往症・原因・主要症状等	処方・手術・処置等
1.10.9	1.10.9
DM 定期受診	U- 検 , 沈（鏡検法）
BP 115/65 mmHg	B- 末梢血液一般 ,HbA1c,
全ての検査結果について文書にて説明	末梢血液像 (鏡検法)
食事・運動等について療養指導	AST,ALT,UA,BUN,TP,ｸﾞﾙｺｰｽ,CRE,
もう少し体重を減らすこと	TG,Na,Cl
薬剤情報提供 (文書)	RP) ①アマリール 1mg 錠 2T 分 2 14TD

診療所　内科　小児科

診療時間
月～金 9：00 ～ 19：00
土 9：00 ～ 12：00
日・祝　休診

検査はすべて院内検査とする
薬剤師常勤
明細書発行体制等加算

練習問題

既往症・原因・主要症状等	処方・手術・処置等
1.10.23	**1.10.23**
DMの定期受診	腹部超音波検査 ⑮
BP 110/55	RP）①do　28TD ⑫
最近、食欲旺盛で体重が増加傾向	
脂肪肝等も疑われるため本日エコー	
エコーでは明らかな脂肪肝は	
認められないが、高カロリー食を	
控え、運動も増やすこと ⑩	
アルコールも控えること	
食事・飲酒・運動について療養管理	
1.10.25（金）19:15	**1.10.25**
本日、朝から体調不良	U-検 ⑮
夕方より熱が上がり受診	B-末梢血液一般,CRP ⑯
KT 38.5℃	胸部単純X-P(デジタル)1方向　電子媒体保存
急性気管支炎と診断	DIV）ソリタ-T3号　500ml 1V ⑬
点滴施行	ホスミシンS静注用1g　1V
症状改善しないようなら明日も	RP）①アセトアミノフェン錠200mg「NP」
点滴に来ること	2T　分2　5TD ⑫
全ての検査結果について文書にて説明 ⑮	②ボルタレンサポ12.5mg 3個
薬剤情報提供（文書）⑩	38℃以上の場合に1回1個
1.10.26	**1.10.26**
KT38.0℃	DIV）ソリタ-T3号　500ml 1V ⑬
点滴施行	ホスミシンS静注用1g　1V
本日より下痢気味	RP）①ミヤBM細粒　3g　分3　5TD ⑫
薬剤情報提供料（文書）⑩	

薬価基準抜粋

		規格・単位	薬価（円・銭）
内用薬	アセトアミノフェン錠200mg「NP」	200mg 1錠	6.90
	㊜ アマリール1mg錠	1mg 1錠	15.40
	ミヤBM細	1g	6.30
注射薬	ソリタ‐T3号輸液	500ml　1袋	155.00
	ホスミシンS静注用1g	1g 1瓶　（静Aq）	587.00
外用薬	㊜ ボルタレンサポ12.5mg	12.5mg　1個	35.20

※薬価は令和元年 10 月現在のものを使用しています。

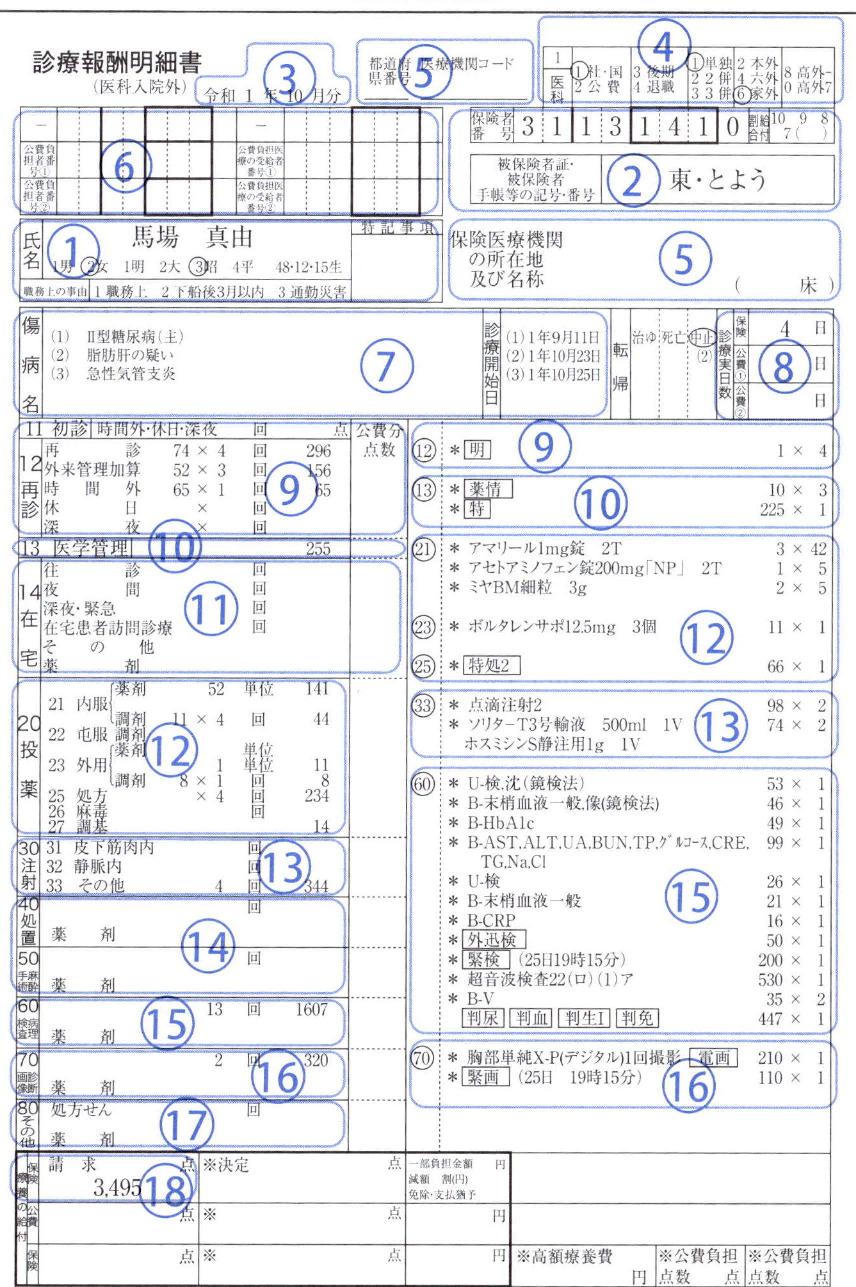

診療報酬明細書
（医科入院外）

令和 1 年 10 月分

都道府県番号　医療機関コード

1 医科 | ①社・国 2 公費 | 3 後期 4 退職 | ①単独 2 2併 3 3併 | 2 本外 4 六外 ⑥家外 | 8 高外一 0 高外7

保険者番号 3 1 1 3 1 4 1 0　給付割合 10 9 8 7（ ）

被保険者証・被保険者手帳等の記号・番号　東・とよう

公費負担者番号①　公費負担医療の受給者番号①
公費負担者番号②　公費負担医療の受給者番号②

氏名　馬場　真由
1男 ②女　1明 2大 ③昭 4平　48・12・15生
職務上の事由　1 職務上　2 下船後3月以内　3 通勤災害

特記事項

保険医療機関の所在地及び名称　（　床）

傷病名	診療開始日	転帰	診療実日数
(1) Ⅱ型糖尿病（主）	(1) 1年9月11日	治ゆ 死亡 中止	保険 4 日
(2) 脂肪肝の疑い	(2) 1年10月23日	(2)	公費① 日
(3) 急性気管支炎	(3) 1年10月25日		公費② 日

区分	項目		点数
11 初診	時間外・休日・深夜	回	点
12 再診	再診	74 × 4 回	296
	外来管理加算	52 × 3 回	156
	時間外	65 × 1 回	65
	休日	× 回	
	深夜	× 回	
13 医学管理			255
14 在宅	往診	回	
	夜間	回	
	深夜・緊急	回	
	在宅患者訪問診療	回	
	その他		
	薬剤		
20 投薬	21 内服 薬剤	52 単位	141
	21 内服 調剤	11 × 4 回	44
	22 屯服	単位	
	23 外用 薬剤	1 単位	11
	23 外用 調剤	8 × 1 回	8
	25 処方	× 4 回	234
	26 麻毒	回	
	27 調基		14
30 注射	31 皮下筋肉内	回	
	32 静脈内	回	
	33 その他	4 回	344
40 処置		回	
	薬剤		
50 手術麻酔		回	
	薬剤		
60 検査病理		13 回	1607
	薬剤		
70 画像診断		2 回	320
	薬剤		
80 その他	処方せん	回	
	薬剤		

公費分点数

区分	摘要	点数 × 回数
⑫	＊ 明	1 × 4
⑬	＊ 薬情	10 × 3
	＊ 特	225 × 1
㉑	＊ アマリール1mg錠　2T	3 × 42
	＊ アセトアミノフェン錠200mg「NP」　2T	1 × 5
	＊ ミヤBM細粒　3g	2 × 5
㉓	＊ ボルタレンサポ12.5mg　3個	11 × 1
㉕	＊ 特処2	66 × 1
㉝	＊ 点滴注射2	98 × 2
	＊ ソリターT3号輸液　500ml　1V ホスミシンS静注用1g　1V	74 × 2
⑥⓪	＊ U-検,沈（鏡検法）	53 × 1
	＊ B-末梢血液一般,像(鏡検法)	46 × 1
	＊ B-HbA1c	49 × 1
	＊ B-AST,ALT,UA,BUN,TP,ｸﾞﾙｺｰｽ,CRE,TG,Na,Cl	99 × 1
	＊ U-検	26 × 1
	＊ B-末梢血液一般	21 × 1
	＊ B-CRP	16 × 1
	＊ 外迅検	50 × 1
	＊ 緊検（25日19時15分）	200 × 1
	＊ 超音波検査22（ロ）(1)ア	530 × 1
	＊ B-V	35 × 2
	判尿　判血　判生I　判免	447 × 1
⑦⓪	＊ 胸部単純X-P(デジタル)1回撮影　電画	210 × 1
	＊ 緊画（25日　19時15分）	110 × 1

療養の給付	請求 点	※決定 点	一部負担金額 円
保険	3,495		減額 割(円) 免除・支払猶予
公費	点	※ 点	円
保険	点	※ 点	円

※高額療養費　円　※公費負担点数　点　※公費負担点数　点

巻末練習問題　挑戦！　カルテをみて診療報酬請求書（レセプト）を作成してみよう！

症例問題の解説

では、診療録（カルテ）をみて診療報酬明細書＝レセプトを作成してみましょう。問題と解答及び解説に同じ番号を記載していますので、参考にしてください。

●上書き部分の記載

①氏名・生年月日・性別

氏名、生年月日、性別をカルテから正確に転記しましょう。実務でこの部分は電子カルテ等を用いて患者登録として入力しますが、入力間違いが多い項目です。この部分の記載や入力を間違えると第１章で述べた返戻という措置が取られ、入金されずレセプトが医療機関に戻ってくることになりますので、注意しましょう。氏名、生年月日、性別だけではなく、上書き部分に誤りがあると返戻措置が取られますので、併せて気を付けましょう。

②保険者番号、記号番号

カルテから読み取り正確に記入しますが、今回の症例では、法別番号が31となっていますので、共済組合の保険証であることがわかります。次の都道府県番号は13となっていますので、東京都になる共済組合ということになります。なお、給付割合の欄については、社会保険の場合は記載をせず、国民健康保険等の場合は記載する必要があります。今回は社会保険のため記載していません。

③診療年月

この部分には診療を行ない請求する年月を記載することになります。今回の症例はカルテをみると、令和１年10月に行なわれた診療ということがわかりますので、令和１年10月と記載します。

④「保険種別１」、「保険種別２」及び「本人・家族」欄

これまでに記載した情報を基に保険種別等で該当する欄に○を付けます。全部で３か所に○をする必要がありますが、一つ目は１　社・国　２　公費　３　後期　４　退職の欄から該当するものを選びます。今回の場合は、社会保険を使用していますので、１に○をします。

次に１　単独　２　２併　３　３併の欄になります。今回の場合は、公費は活用していません。社会保険単独で受診していますので、１に○をします。最後に、２　本外　４　六外　６　家外　８　高外一　０　高外７の欄になります。まず本外とは本人の外来、六外とは六歳未満の外来、家外とは６歳以上の家族の外来、

高外一とは後期高齢者医療の一般（９割給付）、高外７は後期高齢者の７割給付の方になります。今回はカルテから6歳以上の家族であることが読み取れますので（生年月日や被保険者、続柄）６　家外に○をします。

⑤都道府県番号、医療機関コード、保険医療機関の所在地及び名称

医療機関が提出レセプトには与えられた医療機関コードを記載し所在地等も記載して提出しますが、本書ではカルテに記載を省略していますので、診療報酬明細書の記載についても省略させていただきました。

⑥公費負担者番号

第１章で学習したような公費負担医療に該当し、提出があった場合はこの欄に記載することになります。本症例では公費は使われていませんので、記載するものはありません。

⑦傷病名及び診療開始日、転帰欄

カルテをみて正確に記載します。傷病名欄については、明細書の記載要領において次のように定められています。

「主傷病、副傷病の順に記載する。主傷病については原則として一つ、副傷病については主なものについて記載することとし、主傷病が複数ある場合は、主傷病と副傷病の間を線で区切るなど、主傷病と副傷病とが区別できるようにする」

このように定められていますが、事務連絡の中で、主と記載する方法や傷病名を○で囲む方法についても認められていますので、本書では主という表記を採用しています。

診療開始日については、主病や副傷病の中で診療開始日の古い順に記載されていきます。

転帰欄については、傷病が治った場合は治ゆ、患者が死亡した場合は死亡、診療を中止又は転医の場合は中止の欄に傷病名の番号を付して記載します。今回の症例では、第二病名の脂肪肝の疑いが検査の結果、中止されていますので転帰欄に(2)と記載します。

⑧診療実日数欄

今回の症例は、令和１年10月分なので、この月に受診した日数を記載します。本症例では、9日、23日、25日、26日の四日間受診していますので、保険の欄に4と記載します。公費①、公費②の欄は公費を活用している場合に記載します。本症例では記載するものはありません。

⑨初診・再診欄

本症例で記載されている傷病名で診療開始日が一番古いものは主病であるⅡ型

糖尿病になります。令和１年９月11日から診療が開始されていますが、この病気が治癒するまでにこの医療機関を受診した場合は再診料を算定することになります。したがって今回の症例の4回の受診は全て再診として再診料を算定します。まずレセプト点数欄の再診の欄に所定点数である74点と記載し、再診回数が４回、74点×４回の合計点数として296点を記載します。今回算定している再診料の74点は再診料73点＋明細書発行体制等加算１点の合計になります。カルテに記載されている医療機関概要を参照してください。なお、明細書発行体制等加算を算定した場合は、レセプト摘要欄に記載する必要があります。正式名又は明細書の記載要領で認められている略称で記載することが必要です。今回は、点数と回数も記載しておきました。

外来管理加算ですが、４回の再診時にどのような診療が行なわれたかを確認する必要があります。外来管理加算は診療内容によって算定できるできないを判断します。９日は診察・検体検査・投薬・医学管理が実施されており外来管理加算が算定できなくなる診療行為はありません。23日は診察・生体検査（超音波検査）・投薬・医学管理が行なわれていますが、超音波検査は外来管理加算を算定することができなくなる診療行為です。したがってこの日は算定できません。25日診察・検体検査・画像診断・注射料・投薬料・医学管理が行なわれています。外来管理加算が算定できなくなる診療行為はありませんので算定可となります。26日は診察・注射料・投薬料・医学管理が行なわれていますが外来管理加算を算定することができます。この結果、全４回の再診で外来管理加算が算定できるのは３回となります。点数欄に所定点数である52点と記載し、回数は３回、52点×３回の合計156点と記載します。

最後に時間外・休日・深夜の欄ですが、25日の診療が診療時間外（19:15）に行なわれています。この医療機関の場合は19時までが診療時間内となりますので、19:15の受診は時間外加算の対象となります。点数欄の時間外の欄に所定点数である65点、回数１回、合計点数65点と記載します。

外来管理加算と時間外加算等は摘要欄に記載する必要はありません。点数欄に記載して内容がわかるものは摘要欄に記載する必要がないと判断するとわかりやすいと思います。

⑩医学管理等

医学管理は主に既往症・原因・主要症状等の欄に記載されていることが多くなります。各受診日で医学管理に該当する記載を確認していきましょう。

９日→食事・運動について療養指導との記載は特定疾患療養管理料に対する療

養管理となります。しかしながら、初診日が傷病名から判断して、令和1年9月11日となりますので、10月9日は初診から一か月以内に行なわれた療養管理となり算定することができません。

薬剤情報提供(文書)との記載は、薬剤情報提供料の算定要件を満たしています。これはアマリール(糖尿病)に対して行なわれた処方になります。薬剤情報提供料は原則月1回の算定ですが、今回は同月1回目の情報提供なので算定することができます。

23日→9日と同様に食事・飲酒・運動について療養管理との記載があります。この記載も特定疾患療養管理料に対する療養管理が行なわれたことになります。初診日からみた、一か月を経過した後に療養管理が行なわれていますので、算定要件を満たしています。

25日→薬剤情報提供(文書)との記載が薬剤情報提供料に関する記載になります。今月は既に1回算定していますので、処方内容に変更があった場合のみ算定要件を満たします。前回は糖尿病に対してアマリール錠が投与されていましたが、今回は急性気管支炎に対してアセトアミノフェン錠とボルタレンサポが投与されています。前回の投薬時と処方内容が異なっていますので、新たに薬剤の説明をする必要が生じます。これは処方内容の変更に該当しますので、2回目の薬剤情報提供料を算定することができます。

26日→前日と同様に急性気管支炎に対しての治療が行なわれていますが、薬剤情報提供が行なわれています。今回は、急性気管支炎の諸症状として下痢があるとのことで、ミヤBM細粒が投与されています。昨日の投薬と比較して処方内容が変更されていますので、新たに薬剤情報を提供する必要があります。したがって3回目になりますが、薬剤情報提供料の算定が可能です。

上記の結果、特定疾患療養管理料を1回、薬剤情報提供料を3回算定することになります。

まず点数欄に合計点数を記載します。特定疾患療養管理料225点×1回、薬剤情報提供料10点×3回の合計として、255点と記載します。なお、点数欄の数字だけでは詳細がわかりませんので、摘要欄にも算定した項目の内訳を記載する必要があります。今回は略称を用いていますが、正式名で記載していただいても大丈夫です。

⑪在宅医療

今回はカルテ上在宅医療に該当する記載はありませんので、記載する必要はありません。

⑫投薬料

投薬料を算定する場合は、RPという表記を探します。今回、RPという表記で薬剤が記載されているのは下記になります。

９日→アマリール1mg錠　2T 分2 14TD　（内服薬）

23日→①do 28TD（９日と同様の投薬を28日分投与したことになります）
（内服薬）

25日→アセトアミノフェン錠200mg「NP」2T 分2　5TD（内服薬）
ボルタレンサポ12.5mg 3個　（外用薬）

26日→ミヤBM細粒　3g 分3　5TD （内服薬）

以上がRPとして投薬されている内容になります。上記の内、内服薬についてはレセプト区分21、外用薬についてはレセプト区分23で算定します。ではまずは薬剤料を計算してみましょう。

アマリール1mg 2T

15.4円×2T＝30.8円

30.8円÷10＝3.08点→3点

アマリール錠の薬剤料は3点になります。この投薬と同様のものが、９日の14日分と23日の28日分になりますので、日数を合算して摘要欄に記載します。摘要欄に記載する際は、薬剤の規格単位等も省略せずに薬価表に基づいて正しく記載しましょう。今回の場合は記載の通りです。

アセトアミノフェン錠200mg「NP」２T

6.9円×２T＝13.8円→15円未満のため１点

計算単位は1点になりますので、1点×5日ということになります。摘要欄のように記載します。

ミヤBM細粒　3g

6.3円×3g＝18.9円

18.9円÷10＝1.89点→2点

2点×5日ということになり、解答例のように記載します。

ボルタレンサポ12.5mg 3個

ボルタレンサポは坐剤であり、外用薬として算定します。外用薬の計算単位は１調剤分、すなわち投与した総量になります。したがって今回の計算単位は３個となります。

35.2円×3個＝105.6円

105.6円÷10＝10.56点→11点

今回は11点になり、これが１回となりますので、11点×１回となります。記載は解答例の通りです。

点数欄の記載ですが、まずは内服薬剤の欄に単位を記載します。この場合の単位とは、投与日数となります。摘要欄の記載を確認すると、アマリール錠が42日分、アセトアミノフェン錠が５日分、ミヤBM細粒が５日分となりますので、合算すると52日分となります。したがって、内服薬剤の単位は52となり、3×42、1×5、2×5の合計点数として141と記載します。外用薬剤については、摘要欄が11×1となっていますので、1単位になり点数は11点と記載します。

●調剤料の算定

調剤料は内用薬（内服薬と屯服薬）と外用薬に対して算定します。内用薬が投与されたのは、９日、23日、25日、26日の4回になりますので、11点×４回、合計44点となります。外用薬については、25日のみ投与されていますので、８点×１回、合計８点と記載します。調剤料については摘要欄に記載する必要はありません。

●処方料の算定

処方料は内用薬、外用薬にかかわらず投薬が行なわれた回数により算定します。今回、投薬が行なわれたのは、９日、23日、25日、26日の４回となります。投薬内容から多剤投与等にも該当しませんので、42点の処方料を算定します。処方料に対しての加算ですが、３歳未満の乳幼児加算がありますが、今回の患者は６歳を超えていますので加算の対象にはなりません。

ただし、傷病名の主病が糖尿病なので厚生労働大臣の定める特定疾患を有している患者ということになります。主病に対しての投与日数により特定疾患処方管理加算１と２の算定を判断しますが、今回の場合は28TDという表記が23日にあります。したがって特定疾患処方管理加算2の算定をします。特定疾患管理加算を算定した場合は、摘要欄にその旨の記載をする必要があります。点数欄の処方の欄ですが、今回は下記のように判断します。

9日→42点

23日→42点＋66点(特定疾患処方管理加算2)

25日→42点

26日→42点

このような処方料を算定しますが、一回当たりの処方料が加算点数の関係で統一されていません。したがって、処方欄の×の前に数字を入れることができませんので、空白とします。空白×4回(処方回数)＝234点(42×4と66×1の合計)と記載します。

●麻毒欄

薬価基準抜粋を参照すると、劇という表記は記載されていますが、麻・向・覚・毒といった表記は見当たりません。劇は劇薬のことをさしていますが、加算の対象にはなっていませんので、今回は加算の対象となる薬剤は投与されていないということになります。したがって記載しなくて大丈夫です。

●調剤技術基本料欄

調剤技術基本料の算定要件は、薬剤師が常勤している医療機関であること、同月内で院外処方せんの交付をしていないことがあります。カルテに記載されている施設概要から今回は薬剤師が常勤している医療機関であることが判断できます。また、全ての処方が院内で行なわれていますので、調剤技術基本料の算定要件を満たしています。したがって、14点を算定します。算定した場合も、摘要欄には記載する必要がなく点数欄に点数を記載するだけになります。

⑬注射料

今回の症例において注射料に該当する記載は25日と26日になります。共にDIVが実施されていますが、DIVとは点滴注射のことになりますので、レセプト区分33で算定します。薬剤料は下記のように計算します。

ソリタ-T3号　500ml 1V 155円

ホスミシンS静注用1g 1V 587円

155円＋587円＝742円

742円÷10＝74.2点→74点

以上のように計算します。今回は同様の点滴が2回行なわれているので、74×

2となります。

続いて注射手技料ですが、患者年齢が6歳を超えているため1日の液体の量は500mlを超えているかどうかで判断します。今回はソリタ-T3号の500mlの規格を使用していますので、500mlを超えている点滴が行なわれたことになり、注射手技料は97点を2回算定することになります。記載方法は解答例の摘要欄と点数欄を参照してください。なお、31や32の注射では薬剤料と注射手技料を合算した点数を摘要欄に記載しますが、点滴の場合は薬剤料と手技料を分けて記載しますので、注意しましょう。

⑭処置・手術・麻酔欄

今回の症例では、処置・手術・麻酔は行なわれていませんので空白になります。

⑮検査欄

検査が行なわれている診療日は9日・23日・25日になります。日付ごとに確認してみましょう。

9日→尿検査　U-検26点、沈(鏡検法)27点　判断料　34点
　　　血液検査　　血液学的検査　末梢血液一般21点、末梢血液像(鏡検法)25点
　　　　　　　　　　　　　　　　HbA1c　49点
　　　　　　　　　　　　　　　　判断料　125点
　　　　　　　　生化学的検査(Ⅰ)AST～Cl 9項目　99点
　　　　　　　　　　　　　　　　判断料　144点
　　　外来迅速検体検査加算5項目　50点
　　　採血料35点
23日→生体検査　超音波検査　530点※（184頁・超音波検査の項参照）2.断層撮影法の「ロ」の（1）胸腹部を算定した場合は、検査を行った領域について診療報酬明細書の摘要欄に該当項目を記載する。ア.消化器領域、イ.腎・泌尿器領域、ウ.女性生殖器領域、エ.血管領域（大動脈・大静脈等）、オ.腹腔内・胸腔内の貯留物等、カ.その他（カの場合は具体的な臓器又は領域を記載）。
25日→尿検査　U-検26点
　　　　血液学的検査　末梢血液一般21点
　　　　免疫学的検査　CRP16点
　　　　　　　　　　　判断料144点
　　　　時間外緊急院内検査加算　200点
　　　　採血料35点

算定は以上になります。各項目の記載要領については解答例を参照してください。算定の注意点としては、9日に記載されている全ての検査結果について文書にて説明とのコメントで外来迅速検体検査加算の対象となります。25日にも同様の記載がありますが、この日は時間外に受診しており、院内にて検査を実施していますので、時間外緊急院内検査加算の算定対象となります。この場合、外来迅速検体検査加算とは重複して算定することができませんので注意しましょう。なお、判断料は各グループで月に１回しか算定することができませんので、各グループの１回目の検査を行なった日に算定します。また、採血料については特に指定のない場合は静脈採血（B-V）と判断して問題ありません。

⑯画像診断の欄

今回、画像診断が行なわれているのは、25日になります。算定は下記になります。

胸部単純X-P（デジタル）1方向　電子画像管理

撮影料　68点
診断料　85点
電子画像管理加算　57点

上記の点数を算定します。今回は電子画像管理加算を算定していますので、フィルム料は算定することができません。なお、25日の撮影は時間外に行なわれていますので、時間外緊急院内画像診断加算の算定対象になります。したがって、時間外緊急院内画像診断加算として110点を算定します。検査の時間外緊急院内検査加算も同様ですが、時間外緊急院内画像診断加算を算定した場合も算定した日及び時間を明細書の摘要欄に記載する必要があります。

⑰レセプト区分80その他欄

今回の症例では該当する診療行為がありませんので、何も記載しません。

⑱療養の給付　請求欄

このレセプトの合計点数を記載します。再診料296点～画像診断320点までの点数を合計した点数を記載します。請求欄は保険、公費①、公費②と記載する箇所がありますが、実日数を記載した欄と同様のところに合計点数を記載します。

以上が本症例の解説になります。解説を読んで不明な点は各区分の解説を再度復習してみましょう。

拡大コピーして、練習問題の解答用紙としてお使い下さい！

診療報酬明細書

（医科入院外）　令和　年　月分

都道府県番号　医療機関コード

1 医科	1 社・国 2 公費	3 後期 4 退職	1 単独 2 2併 3 3併	2 本外 4 六外 6 家外	8 高外一 0 高外7

保険者番号　　給付割合 10 9 8 7（　）

公費負担者番号①　公費負担医療の受給者番号①

公費負担者番号②　公費負担医療の受給者番号②

被保険者証・被保険者手帳等の記号・番号

氏名　1男 2女 1明 2大 3昭 4平　・・生

職務上の事由　1 職務上　2 下船後3月以内　3 通勤災害

特記事項

保険医療機関の所在地及び名称　（　床）

傷病名	診療開始日	転帰	診療実日数
(1)	(1) 年 月 日	治ゆ 死亡 中止	保険 日
(2)	(2) 年 月 日	(2)	公費① 日
(3)	(3) 年 月 日		公費② 日

区分	項目			公費分点数
11 初診	時間外・休日・深夜	回	点	
12 再診	再診	×	回	
	外来管理加算	×	回	
	時間外	×	回	
	休日	×	回	
	深夜	×	回	
13 医学管理				
14 在宅	往診		回	
	夜間		回	
	深夜・緊急		回	
	在宅患者訪問診療		回	
	その他			
	薬剤			
20 投薬	21 内服 薬剤		単位	
	21 内服 調剤	×	回	
	22 屯服 調剤			
	23 外用 薬剤		単位	
	23 外用 調剤		単位	
		×	回	
	25 処方	×	回	
	26 麻毒		回	
	27 調基			
30 注射	31 皮下筋肉内		回	
	32 静脈内		回	
	33 その他		回	
40 処置			回	
	薬剤			
50 手術麻酔			回	
	薬剤			
60 検査病理			回	
	薬剤			
70 画像診断			回	
	薬剤			
80 その他	処方せん		回	
	薬剤			

療養の給付	請求	※決定	一部負担金額	
保険	点	点	円 減額 割(円) 免除・支払猶予	
公費	点	※ 点	円	
保険	点	※ 点	円	※高額療養費 円　※公費負担点数 点　※公費負担点数 点

巻末練習問題　挑戦！　カルテをみて診療報酬請求書（レセプト）を作成してみよう！

水口錠二（みずぐち・じょうじ）
1968 年大阪府生まれ。医療コンサルタント。一般社団法人日本医療報酬調査会理事。
医療機関勤務、医療系教育機関の事務局長を経て、独立。現在は医療コンサルタントとして活躍。医療事務等の検定試験もおこなっている。大学、専門学校等の多くの高等教育機関等で医療経営・医療法規に関する講義をおこなっている。また、医療機関の請求指導・業務改善、調査等のコンサルティング業務、書籍・雑誌等への執筆、講演、テレビ・ラジオのコメンテーターとしても活動中。主な著書は『世界一やさしい「医療事務」の超入門講座』『【最新 18-19 年版】世界一やさしい調剤報酬事務の入門ノート』（共に小社刊）、『賢者のための COPD バイブル』（幻冬舎刊）、『医者代クスリ代が半分になる方法』（ゴマブックス刊）、『よくわかる診療報酬算定の実務』『診療報酬算定の実務』（一般社団法人日本医療報酬調査会刊）など多数。
〈連絡先〉〒659-0013 兵庫県芦屋市岩園町 23-45 シャトル岩園 203 号
一般社団法人　日本医療報酬調査会
TEL.0797-61-8701　http://www.j-medical.org
※質問指導はおこなっておりません。

【最新'20-'21 年版】
ひとりで勉強できる医療事務・練習ノート
〈診療報酬請求事務・超入門編〉

2020年4月21日　初版発行
2020年6月22日　2刷発行

著者　水口錠二
発行者　常塚嘉明
発行所　株式会社 ぱる出版

〒160-0011　東京都新宿区若葉 1-9-16
03(3353)2835 ― 代表　03(3353)2826 ― FAX
03(3353)3679 ― 編集
振替　東京 00100-3-131586
印刷・製本　中央精版印刷(株)

ISBN978-4-8272-1224-2　C2047